Meike Hemschemeier

VORSICHT OPERATION!

Wie wir zu Kranken gemacht werden und was wir dagegen tun können

Pantheon

Die Rechte für die Karten im Innenteil des Buches liegen bei Peter Palm, Berlin (Quelle: Destatis). Die übrigen Abbildungen werden abgedruckt mit freundlicher Genehmigung der Weißen Liste gGmbH, Berlin.

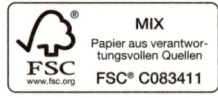

MIX
Papier aus verantwor-
tungsvollen Quellen
FSC® C083411

Verlagsgruppe Random House FSC® N001967

Das für dieses Buch verwendete FSC®-zertifizierte Papier
Lux Cream liefert Stora Enso, Finnland.

Der Pantheon Verlag ist ein Unternehmen der
Verlagsgruppe Random House GmbH

Erste Auflage
August 2015

Umschlaggestaltung: Büro Jorge Schmidt, München
Lektorat: Antje Korsmeier, München
Satz: Ditta Ahmadi, Berlin
Reproduktionen: Aigner, Berlin
Druck und Bindung: CPI books GmbH, Leck
Printed in Germany
ISBN 978-3-570-55250-6

www.pantheon-verlag.de

»Wenn Sie wissen wollen, was warum in unseren Arztpraxen und Kliniken passiert, folgen Sie der Spur des Geldes.«

Dr. Bernd Hontschik,
Orthopäde und Mitglied der
Betriebskommission der Städtischen
Kliniken Frankfurt am Main-Höchst

Inhalt

Vorwort

Ich bin keine Ärztin. Ich habe nicht Medizin studiert. Ich kann Ihnen keine medizinischen Ratschläge geben und Ihnen auch nicht sagen, ob Sie falsch therapiert worden sind. Fragen aber lernt man in meinem Beruf. Ich bin Wissenschaftsjournalistin. Dieses Buch ist deshalb kein klassischer Medizinratgeber, sondern die Geschichte einer Recherche, ein Roadmovie durch unser Gesundheitssystem. Es beginnt bei Zahlen, die es nicht gibt, findet zu Menschen, die unnötig operiert wurden, schleicht sich dann hinter die Kulissen unserer Krankenhäuser. Die Recherche fördert überwiegend Fakten zutage, die für Klinikangestellte bedrückender Alltag sind. Die meisten Patienten aber wissen kaum etwas darüber, was in unserem Gesundheitssystem vorgeht. Es sollte sie zu Hunderttausenden auf die Straße treiben.

Ein kurzer Rückblick zum Beginn dieser Recherche: Als ich an einem Film über Infektionen im Krankenhaus arbeitete, erzählte mir ein Wissenschaftler, dass jedes Jahr fast ein Fünftel aller Deutschen in eine Klinik kommt. Ich war sprachlos. Seitdem verfolge ich die OP-Zahlen, die das Statistische Bundesamt jährlich veröffentlicht: 2005 waren es 12,1 Millionen. 2013 schon 15,8 Millionen. Eine Steigerung von 30 Prozent. Jedes Jahr wurden damit ungefähr 411 000 mehr Eingriffe gemacht und abgerechnet als noch im Jahr zuvor. Mich irritierten diese Zahlen. Warum dieser stetige Zuwachs?

Die Gründe, so lässt es die Deutsche Krankenhausgesellschaft gern verlauten, liegen auf der Hand: medizinischer Fortschritt und eine alternde Bevölkerung. Doch Monate am Telefon, über Fachartikeln, in Wohnungen verzweifelter Patienten und in Operationssälen belehrten mich eines Besseren. Immer komplexer wurde das Netz aus Ursachen, immer mehr drängende

Fragen tauchten auf: Wann ist eine Operation wirklich nötig? Wie oft haben Chirurgen Frauen, Männer und Kinder vor sich auf den Operationstischen, die gar nicht operiert werden müssten? Warum operieren die Ärzte dann trotzdem? Wieso dürfen Operationen durchgeführt werden, deren Nutzen gar nicht klar ist, und warum wird das von den gesetzlichen Krankenkassen auch noch bezahlt? Weshalb gibt es bei manchen OP-Disziplinen auffällige Zuwachsraten, bei anderen hingegen überhaupt keine? Wie können wir Patienten uns davor schützen, unnötig operiert zu werden? Und warum sagt uns keiner, welche Krankenhäuser gute Arbeit machen – und in welchen wir vielleicht unser Leben aufs Spiel setzen?

Ich fing an, Ärzte auszufragen. Die Art und Weise, wie sie auswichen, weckte meine Neugier. Ich startete eine Recherche, die Jahre dauern sollte. Ich stand Medizinern, Klinikchefs und Ärztevertretern gegenüber, die vage die Schultern hoben und mir zu verstehen gaben, dass sie nichts sagen würden. Zu einem Thema, über das es offenbar viel zu sagen gab. Schließlich fand ich eine Handvoll Mutige, die mir für eine Fernsehdokumentation der ARD Interviews gaben und dabei erschreckende Fakten auspackten. Nach der Sendung fiel in diese wenigen Stimmen ein ganzer Chor ein: Chirurgen, Orthopäden, Neurologen, Notärzte, Gynäkologen, Pfleger, Physiotherapeuten, ehemalige Chefärzte, niedergelassene Mediziner und Vertreter gesetzlicher Krankenkassen schickten E-Mails und Briefe und gewährten mir weitere wertvolle Einblicke in den Kosmos Krankenhaus und die labyrinthartige Struktur unseres Gesundheitssystems. Auch viele Patienten schilderten mir, was sie erlebt haben. Daraus entwickelte sich die Idee zu diesem Buch. Es sollte die zahlreichen Gründe für unnötige Operationen in Deutschland von verschiedenen Seiten beleuchten.

Sofern es gesicherte Daten gibt, werde ich sie nennen und die Quellen offenlegen. Oft allerdings gibt es keine offiziellen Zahlen. In einem solchen Fall beruhen die Schilderungen auf den Aussagen von unterschiedlichen Insidern. Manche haben mir viel Zeit eingeräumt und lange Interviews gegeben – Zeugenaussagen gewissermaßen. Ich habe die Interviews zum Teil zusammengefasst, den persönlichen Sprachgebrauch der Gesprächspartner aber nicht angetastet. Fachausdrücke oder unverständliche Zusammenhänge habe ich mit Anmerkungen versehen. Viele meiner Informanten waren nur unter Wahrung ihrer Anonymität zu Aussagen bereit. Journalistisch ist das heikel, weil sich die Aussagen nicht nachprüfen lassen. Ich habe mich in etlichen Fällen trotzdem entschieden, die Aussagen zu verwenden. Zum einen, weil sie keine Einzelmeinungen sind; die Informationen vieler Interviewpartner decken sich. Zum anderen ist es in den meisten medizinischen Bereichen fast unmöglich, Informanten zu finden, die ihren echten Namen preisgeben wollen. Die Angst, den Job zu verlieren und als Nestbeschmutzer zu gelten, ist groß. Schließlich spricht noch ein weiteres Argument für die Verwendung der anonymen Aussagen: Es ist mir nicht daran gelegen, einzelne Ärzte oder Kliniken zu kritisieren. Um die geht es mir nicht. Die Probleme entstehen aus dem System, in das die Kliniken und Ärzte eingebunden sind.

Ich will weder Panik verbreiten noch zum Hass auf Ärzte anstiften. Es gibt in Deutschland zahlreiche gute Ärzte und andere »Gesundheitsarbeiter«. Ihnen ist es zu verdanken, dass trotz aller Probleme in unserem Gesundheitssystem vieles funktioniert. Aber diese Menschen zerreißen sich zwischen ihren ethischen Ansprüchen und den Forderungen, die das System an sie stellt: Es hat den Patienten aus den Augen verloren und den Profit ins Visier genommen. Als kranker Mensch oder zukünftiger Patient ist es nicht leicht, sich das vor Augen zu führen. Wer krank ist, möchte sich anvertrauen können. Die Wahrheit aber ist: Sie können in unseren Krankenhäusern und Arztpraxen nicht automatisch davon ausgehen, dass das Beste für Ihre

Gesundheit getan wird. Sie können aber sehr wohl davon ausgehen, dass die Empfehlungen vieler Ärzte in etwa so unabhängig sind wie die eines Versicherungsmaklers, der Provision kassiert.

Gesundheitspolitik ist in Deutschland Wirtschaftspolitik. Schon das Wissen darum macht einen Unterschied.

In diesem Sinne: Fangen wir an.

1.
Unnötige Operationen

Ich treffe fast täglich Menschen, die sich Sorgen machen, weil ihnen jemand eine Operation empfohlen hat. Oder die froh sind, dass sie gerade eine Operation gut überstanden haben. Wenn ich durch den Kindergarten meines Sohnes gehe, höre ich: Armbruch genagelt, Mandeln abgeschält, Polypen raus. Auf dem Wochenmarkt erzählen Bekannte von Arthroskopien und Bandscheibenoperationen. Im Fitnessstudio fachsimpeln vor allem die älteren Semester über Gelenkprothesen.

Dass Operationen überhaupt unnötig sein können, darauf würden die meisten Menschen nie kommen. Sie halten die OP für die einzige Lösung ihres Problems. Sie vertrauen dem Arzt, der sie ihnen empfohlen hat. Sie fühlen sich bestärkt durch die Nachbarin, bei der die OP »gar kein Problem« war. Sie nehmen an, dass Ärzte klare Vorgaben haben, wenn es um das Verordnen von Operationen geht. Das ist nicht ganz falsch. Aber eben auch nicht ganz richtig. Die ärztlichen Berufsverbände geben tatsächlich zu vielen Krankheitsbildern sogenannte »Leitlinien« heraus. Darin stehen Empfehlungen, in welchen Fällen das Skalpell gezückt werden soll und in welchen nicht. Von solchen Empfehlungen aber dürfen Ärzte abweichen. Und das tun sie auch. In manchen Fällen begründet, in anderen nicht. Warum aber, fragte mich einmal die Mutter einer Zehnjährigen, der die Mandeln entfernt worden waren, warum um Himmels willen sollte mir mein Arzt eine Operation empfehlen, die unnötig ist?

Antworten darauf gibt es viele. Alle sind unangenehm. Teil des Problems ist, dass kaum jemand sie wirklich hören will. Unnötige Operationen beflecken, um es etwas reißerisch zu formulieren, die weißen Kittel der Ärzte mit unschuldig vergossenem Blut. Das ist keine schöne Vorstellung. Sie zerstört das Gefühl von

Sicherheit und Vertrauen. Wer will das schon? Den Verantwortlichen in der Gesundheitspolitik und in den Krankenhäusern kommt das zupass: Wenn keiner Antworten erwartet, müssen sie nicht darüber reden. Das tun sie nämlich nicht gern. So laut es auch sämtliche Spatzen von den Dächern pfeifen, sie bleiben dabei: Was nicht sein darf, gibt es auch nicht. Zumindest, wenn jemand ein offizielles Statement haben will. Hinter verschlossenen Türen sieht das Ganze anders aus. Aber dazu später mehr.

Zunächst noch mal zurück zur öffentlichen Debatte, die seit Jahren auf der Stelle tritt. Das Kommunikationsmuster ist immer gleich. Vereinfacht gesagt, läuft es wie folgt ab: Gesundheitsökonomen oder Vertreter der Krankenkassen weisen auf den großen Operationseifer in Deutschland hin. Repräsentanten der Krankenhäuser, manchmal auch der Ärzteschaft, widersprechen – natürlich gebührend empört – und fordern Beweise. Wohl bekannte Zahlen mit all ihren Stärken und Schwächen werden wieder einmal diskutiert. Zahlen, wie sie zum Beispiel die OECD liefert. 2013 entsandte die Organisation Mitarbeiter zu einer Konferenz mit dem Bundesgesundheitsministerium. Ziel des Treffens: Die OECD wollte eine »internationale Perspektive« in die deutsche Dauerdebatte um OP-Zahlen einbringen. Konkret hieß das: Fachleute hatten ein Dossier zusammengestellt, in dem Behandlungszahlen aus deutschen Krankenhäusern mit denen der anderen 33 Mitgliedsstaaten verglichen wurden.[1] Darin war zu lesen:

–   Unter den OECD-Ländern – viele davon wohlhabend – nimmt Deutschland den zweiten Platz bei der Anzahl der Krankenhausbesuche ein. Dafür gibt es eine spezielle Kennzahl, die »Krankenhausentlassungen« heißt. In Deutschland kamen in dem berechneten Zeitraum auf tausend Bürger 240 Krankenhausentlassungen. Der OECD-Durchschnitt lag bei 155. Bei unseren direkten Nachbarn, den Niederländern, waren es 116 Entlassungen.

- Bei vielen Operationsdisziplinen belegt die Bundesrepublik Rang eins oder zwei.
- Die Zahlen steigen weiter – viel schneller als in den meisten anderen Ländern.

Grund zur Sorge? Aber nein, sagen die Lobbyisten der Krankenhäuser und mancher Ärzteverbände in solchen Situationen. Das spricht für uns! Deutschland ist eben ein reiches und gerechtes Land, in dem – Sozialversicherungssystem sei Dank – alle Menschen Zugang zu medizinischer Versorgung haben. Flächendeckend. Quasi ohne Wartezeiten. Wer sagt denn, dass viel auch *zu* viel ist?

Tatsächlich ist das eine gute Frage, eine große Frage, die einen schön breiten Schatten wirft, in dem sich die Verfechter des Status quo verstecken können. Und von denen gibt es viele. Denn es geht um Geld. Um sehr viel Geld. Rund 300 Milliarden Euro fließen jedes Jahr in das deutsche Gesundheitswesen. Das entspricht ziemlich genau dem deutschen Staatshaushalt von 2014. Vergessen Sie die Automobilindustrie. Von keiner Branche hängen mehr Arbeitsplätze ab als von unserem Gesundheitssystem: Zurzeit sind es 5,2 Millionen. Viele haben es sich darin bequem gemacht. Viele haben ein Interesse daran, dass alles bleibt, wie es ist. Groß und komplex. Still und schweigend.

Was ich in den ersten Wochen meiner Recherche erlebte, war daher vorauszusehen. Unnötige Operationen? Die Ärzte schwiegen, die Vertreter der Ärzte schwiegen, die Krankenhausrepräsentanten leugneten. Stattdessen bekam ich Ratschläge. Einer der häufigsten lautete: das Thema besser fallen zu lassen. Für Nicht-Mediziner viel zu kompliziert. Einer sagte es unverblümt: »Eine Krähe hackt der anderen kein Auge aus. Viel Glück dann noch.«

Den Abfuhren begegnete ich mit einer Art wütender Zahlensuche. Ich hoffte, ich würde Daten finden, mit denen ich die

Leugner überführen könnte. Ich hatte mich bis dahin nur wenig mit der Erhebung und Auswertung von Daten in unserem Gesundheitssystem beschäftigt. Ich startete hoffnungsvoll.

Als Erstes suchte ich nach der Zahl der Operationen, die in Deutschland pro Jahr gemacht werden. Diese Angabe war scheinbar schnell zu finden: Das Statistische Bundesamt listete für das Jahr 2012 15,7 Millionen Operationen auf. Ich schrieb die Zahl auf einen Zettel und klebte ihn an meine Bürowand. Es dauerte eine Weile, bis ich begriff, dass das nur ein Teil der Wahrheit war. Denn in der Tabelle, die ich gefunden hatte, waren nur die sogenannten »vollstationären« Patienten erfasst. Also die Operierten, die nach dem Eingriff mindestens eine Nacht in der Klinik bleiben. Was aber war mit den ambulanten Operationen? Auch diese Zahl fand ich beim Statistischen Bundesamt: Es waren 2012 1,9 Millionen. Machte insgesamt also schon 17,6 Millionen Eingriffe. Bei rund 80 Millionen Einwohnern eine stolze Zahl. Doch auch das war noch nicht alles. Eine Mitarbeiterin des Statistischen Bundesamtes schrieb mir, dass die Zahl der ambulanten OPs noch nicht die Eingriffe einschließe, bei denen Belegärzte das Skalpell geführt haben – was nicht selten vorkommt. Auch alle Operationen, die niedergelassene Ärzte wie Chirurgen in medizinischen Versorgungszentren, Orthopäden, Dermatologen, Zahnärzte und Gynäkologen in ihren Praxen durchführen, fehlen in den Statistiken.

Als ich die großen Krankenkassen um Zahlen dazu bat, kamen umständliche Antworten, die unter dem Strich besagten: Keine Ahnung. – So verblüffend es sein mag: Wir wissen genau, wie viele Autos von welchem Hersteller in Deutschland pro Jahr gebaut werden, aber wie viele Menschen hier jährlich operiert werden, das ist nicht herauszubekommen.

Noch schwieriger ist die Datenlage bei den unnötigen Eingriffen. Vorab eine Definition, die mir eine Fachanwältin für Medizinrecht gegeben hat:

Unnötige Operationen sind Eingriffe, die am gesunden Menschen durchgeführt werden. Oder an Kranken, denen man mit anderen Methoden ebenso gut oder besser hätte helfen können. Zum Beispiel mit einer kleineren OP, einer Physio- oder Psychotherapie, mit Medikamenten oder schlicht: mit Geduld zum Abwarten.

Es gibt zwei große Gruppen von unnötigen Operationen. Das sind erstens Eingriffe, die grundsätzlich sinnlos sind. Sie helfen einfach nicht. Oder sie bringen dem Patienten so wenig, dass der Nutzen in keinem Verhältnis zu den Operationsrisiken steht. Vielleicht wundern Sie sich darüber, aber das gibt es häufiger, als man denkt. Anders als bei Medikamenten muss der Nutzen von Operationsmethoden oder Implantaten in Deutschland nicht nachgewiesen werden, bevor sie zur Anwendung kommen. Für neue Operationsmethoden gibt es keine Probephase, keine verbindlich vorgeschriebenen klinischen Tests, keine systematische Datenerhebung. Medizinprodukte, die den Patienten bei OPs eingebaut werden, unterliegen zwar Funktionsprüfungen, doch über den Nutzen sagen diese in der Regel nichts aus.

Studien in der Chirurgie sind ein langwieriges, teures, mühseliges Unterfangen. Lange Zeit waren sie deshalb unüblich. Unter deutschen Chirurgen sogar geradezu verpönt. Die Assistenten lernten von den Chefärzten. Was die Chefs sagten und taten, war richtig. Diese Einstellung hat sich in den letzten Jahren geändert, international stark, in Deutschland immerhin ein wenig. Ich fand heraus, dass engagierte Mediziner den Nutzen zumindest einiger Operationen inzwischen wissenschaftlich untersucht haben. Ich komme darauf später noch im Detail zurück. Hier nur ein Beispiel: Therapeutische Arthroskopien am Knie beim Gelenkverschleiß (Arthrose), so zeigen viele Studien, bringen nichts. Dennoch wurde eine solche Operation nach Angaben des Instituts für Qualität und Wirtschaftlichkeit im Gesundheitswesen (IQWiG) 2009 an rund 200 000 Patienten in Deutschland gemacht. Obwohl solche Studien zunehmen, weiß man bis heute nicht, wie viele Eingriffe insgesamt sinnlos sind.

Bei der zweiten großen Gruppe unnötiger Operationen geht es um Eingriffe, die zwar grundsätzlich sinnvoll sind und helfen können, die aber an Patienten durchgeführt werden, die das nicht brauchen. Ein Beispiel dafür ist künstlicher Gelenkersatz: Hüft- und Kniegelenkprothesen gehören zu den segensreichsten medizinischen Errungenschaften. Für Menschen mit starkem Gelenkverschleiß, denen jede Bewegung zur Qual wird, sind sie eine Erlösung. Menschen, die gar keinen oder geringen Gelenkverschleiß haben, brauchen keine Prothesen. Mediziner sagen dazu: Bei diesen Menschen gibt es für diese Operation keine »Indikation«. Das heißt, es gibt keine oder nicht ausreichende Krankheitszeichen, die eine solche Operation notwendig machen. Sie ist unnötig.

Natürlich dürfte es solche Fälle gar nicht geben. Es gibt sie aber zuhauf, wie viele Ärzte und Patientenanwälte berichten. Zahlen dazu gibt es trotzdem nur wenige. Zudem ist ihre Aussagekraft begrenzt. So hat das Institut für angewandte Qualitätsförderung und Forschung im Gesundheitswesen (AQUA) in den letzten Jahren einige Eingriffe unter die Lupe genommen. Die Experten wollten zum Beispiel wissen, wie viele der Hüft- und Knieoperationen medizinisch gerechtfertigt waren. Sie legten dafür Kriterien fest und kamen 2013 zu dem Schluss, dass der Einbau von Hüftprothesen in 95,2 Prozent aller Fälle nötig und richtig war. Dementsprechend bei 4,8 Prozent nicht. Beim Auswechseln von Hüftprothesen waren sogar 6,4 Prozent der Eingriffe nicht eindeutig »indiziert«. Rechnet man das auf die Gesamtzahl der Hüftgelenk-Operationen wegen Gelenkverschleiß hoch, bedeutet das: Bei 8989 Menschen wurde eine Hüfte eingesetzt oder ausgetauscht, obwohl die Operation nach den Kriterien von AQUA nicht gerechtfertigt war.

Auch der Einsatz von Kniegelenken wurde untersucht. In dieser Disziplin wurden 5552 Patienten ohne korrekte Indikation operiert. Was nicht wenig ist. Man darf aber annehmen, dass es noch mehr sind, wenn man Folgendes bedenkt: Es sind die Krankenhäuser, die die Daten für diese Statistik liefern. Das ist in etwa so, als dürfte sich ein Schüler selbst die Noten geben. Viel schlimmer aber ist: Für die meisten anderen Operationen gibt es nicht einmal solche Schätzungen.

Nachdem ich einige Wochen in dem trüben Datenteich gefischt hatte, wurde mir klar, dass ich nach Zahlen suchte, die es nicht gibt. Es konnte sie beim aktuellen Stand der Forschung nicht geben. Das frustrierende Fazit nach vier Wochen Recherche lautete: Keine Interviewpartner, keine Zahlen. Fast hätte ich aufgegeben. Die Kommunikationschefin einer großen deutschen Uniklinik rettete mich. Sie bahnte mir den Weg zu einem wichtigen Mann in der Chirurgen-Zunft: Professor Dr. Hartwig Bauer.

»Es ist ein riesiges Geschäft«, sagte er mir gleich zu Beginn unseres Gesprächs. Als wir das erste Mal telefonierten, war er im zehnten Jahr Generalsekretär der Deutschen Gesellschaft für Chirurgie. Also der Standesvertretung derjenigen, die – neben anderen – in der Kritik stehen. Es hätte mich nicht überrascht, wenn Hartwig Bauer das Problem so lange wie möglich verschwiegen oder zumindest kleingeredet hätte. Aber er ist eben auch Arzt, genauer gesagt Chirurg. Wie viele seiner Kollegen liebt er seinen Beruf. Wie viele ist er mit hohem Idealismus in seine Karriere gestartet. Einige Entwicklungen der letzten Jahre hat er nur zähneknirschend ertragen. Zum Glück, sagte er, gehe er nun bald in Rente.

Ich traf ihn einige Wochen später in München, in einem Restaurant in der Nähe des Hauptbahnhofs. Hartwig Bauer ist ein kompakter Mann mit dunklen Augen hinter einer randlosen Brille und bedächtiger Gestik. Er ist eine Institution im deutschen Medizinbetrieb und hat großen Rückhalt in seiner Zunft. In den langen Jahren seiner Verbandsarbeit hat er sich eine Position erarbeitet, von der aus er – vorsichtig – Kritik üben darf. Was er auch beharrlich tut. Die Operationszahlen in Deutschland, so sagte er mir, bereiteten ihm Unbehagen. »Es gibt, muss man fast juristisch sagen, deutliche Anhaltspunkte für Fehlentwicklungen.«

Hartwig Bauer ebnete mir den Weg zu einigen Wissenschaftlern und Institutionen. Aus diesen ersten Kontakten ergaben sich weitere. Vertreter von Krankenkassen, Experten von Universitäten und Wirtschaftsinstituten schickten mir Studien und nannten Indizien, die letztlich alle auf eine dringende Vermutung hinausliefen: In zahlreichen, vielleicht sogar in den meisten Kliniken werden unnötige Operationen durchgeführt. Menschen werden mit allen Risiken und Nebenwirkungen in Narkosen versetzt, Körper aufgeschnitten, Knochen zersägt, Familien in Sorge gestürzt.

Die Indizien sind im Wesentlichen folgende:

Die starke Zunahme der Operationen

Niemand weiß genau, wie viele Patienten in Deutschland pro Jahr operiert werden. Nur die Anzahl der Operationen in den Krankenhäusern ist bekannt – wenn man von den Eingriffen der Honorar- und Belegärzte absieht. Laut Statistischem Bundesamt wurden 2003 insgesamt 13,4 Millionen Eingriffe durchgeführt (vollstationär und ambulant). 2012 waren es 17,6 Millionen. Einige große Studien aus den letzten Jahren konnten nachweisen, dass die Zuwachsraten nicht mit dem demografischen Wandel begründet werden können. Sicher, wir werden älter. Aber so rasant nun auch wieder nicht. Laut einer Untersuchung der Krankenversicherung AOK lässt sich damit nur ein Drittel des Anstiegs der OP-Zahlen erklären. Die AOK hat anhand der Daten ihrer 24 Millionen Versicherten zudem ausgerechnet, dass vor allem jene Eingriffe mehr geworden sind, die für die Kliniken lukrativ sind. Besonders auffällig ist: Die Anzahl der Rückenoperationen hat sich unter den AOK-Versicherten zwischen 2005 und 2010 mehr als verdoppelt.

Die ungleiche Verteilung der Operationen

Die Deutschen werden nicht in allen Landesteilen gleich häufig operiert. Wo Sie wohnen, entscheidet mit darüber, wie groß die Wahrscheinlichkeit ist, dass Sie operiert werden. Der Wissenschaftsjournalist und *FAZ*-Autor Volker Stollorz hat zusammen mit einem Programmierer des Heidelberger Instituts für Theoretische Studien (H-ITS) in dreimonatiger Arbeit die Daten des Statistischen Bundesamts zu Krankenhausoperationen in eine interaktive Deutschlandkarte übersetzt. Dieser sogenannte Operations-Explorer setzt Millionen von Einzeldaten wie ein

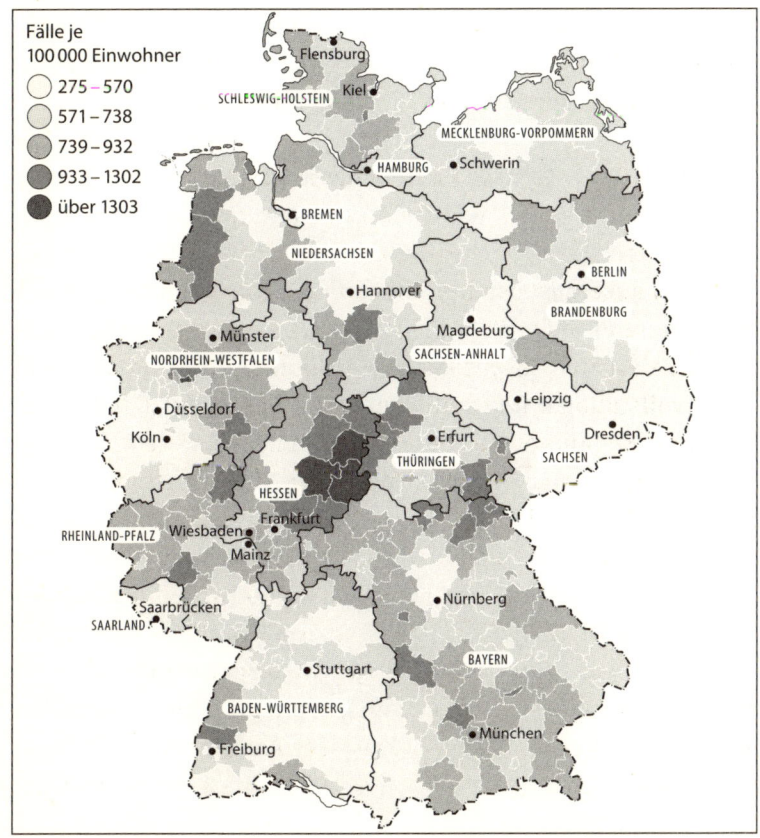

Wirbelsäulen-OPs pro Jahr (Durchschnittswert 2009–2013)

21

Mosaik zusammen. So entsteht ein Bild des großen Ganzen. Deutschland von oben sozusagen. Aus der Ferne sieht man: Erstaunliches. Gibt man zum Beispiel den Code für Wirbelsäulenoperationen ein, zeigt sich eine Insel der Unglückseligen: Die drei dunklen Hotspots in der Mitte der Republik sind die Landkreise Fulda, Hersfeld-Rotenburg und der Vogelsbergkreis. In diesen Regionen werden – warum auch immer – siebenmal mehr Operationen dieser Disziplin abgerechnet als in den Regionen mit den geringsten OP-Zahlen. Wenn man sich die Zahlen dazu genauer anschaut, möchte man an der Autobahn die Hin-

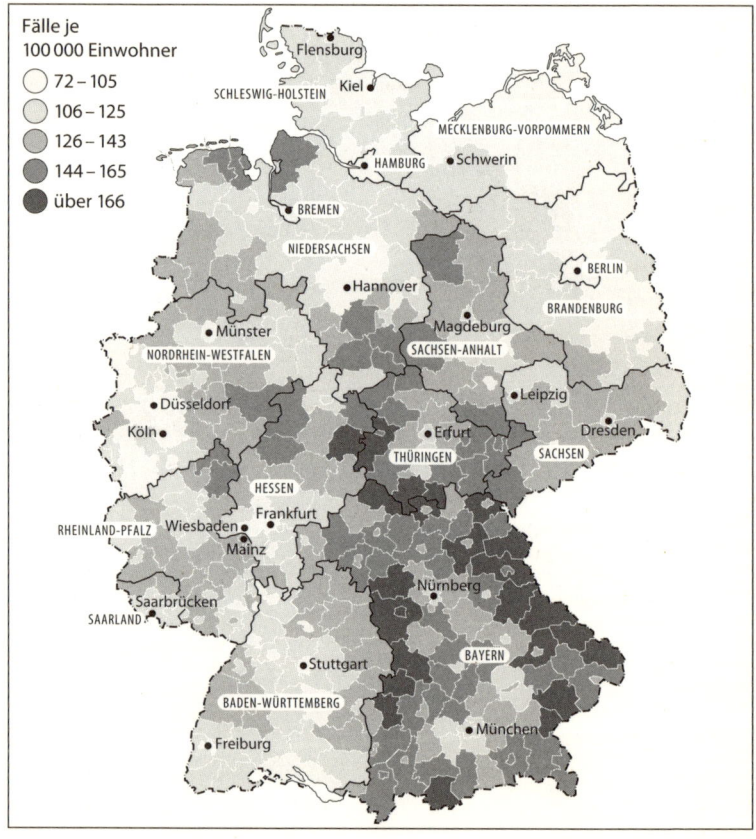

Einsatz von Kniegelenken pro Jahr (2009–2013)

weise auf Kulturdenkmäler durch Warnschilder ersetzen: Achtung, in dieser Region wird statistisch betrachtet jedem Fünfzigsten der Rücken aufgeschnitten. Zum Vergleich: In Dresden ist es jeder 350.

Gibt man den Code für Kniegelenk-Erstimplantationen ein, fällt wieder Mitteldeutschland auf. Vor allem aber Bayern. Wenn Ihnen Ihre Knie lieb sind, ziehen Sie lieber nach Baden-Württemberg. Auffällig viele Landkreise in Bayern wiederum sind eine gute Adresse, wenn Sie Wert darauf legen, dass Ihre Kinder ihre Mandeln behalten.

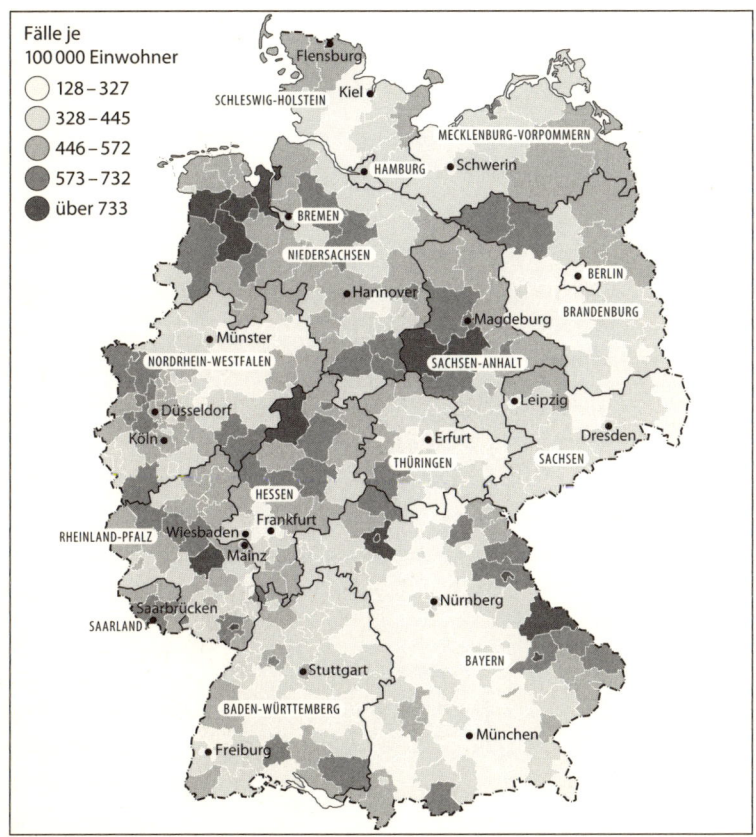

Mandel-OPs pro Jahr (2009–2013)

Meiden sollten Sie in diesem Fall den Nordwesten Deutschlands, unbedingt aber Bad Kreuznach in Rheinland-Pfalz. Hier kommen auf 100 000 Einwohner 1096 Mandeloperationen bei Kindern und Jugendlichen bis 19 Jahren. Im Vergleich dazu: Der Landkreis mit den wenigsten Mandeloperationen in dieser Altersgruppe ist Sonnenberg im Süden Thüringens. Dort wurden gerade 111 Operationen pro 100 000 Einwohner gemeldet. Wo Kinder besonders häufig zur Mandelentfernung in den Operationssaal geschoben werden, können Sie selbst auf der Internetseite von »Faktencheck Gesundheit« nachschauen.[2] Die Seite bietet ähnliche interaktive Karten an wie der OperationsExplorer – leider nur für einige ausgewählte Eingriffe, dafür aber für jeden einsehbar. Dort können Sie auch die eifrigsten Aufschneider im Kreißsaal ausfindig machen: Während in Dresden nur 17 Prozent der Kinder per Kaiserschnitt auf die Welt kommen, sind es in der kreisfreien Stadt Landau in der Pfalz fast 52 Prozent.

Wichtig an all diesen Informationen ist: Die Alters- und Geschlechterverteilung in den einzelnen Kreisen ist bei der Datenauswertung berücksichtigt worden. »Standardisiert«, wie Statistiker sagen. Das heißt: Die zum Teil gewaltigen Unterschiede bei den Operationszahlen lassen sich nicht darauf zurückführen, dass in manchen Kreisen die Anzahl der Kleinkinder oder der jungen, gebärfähigen Frauen oder der gebrechlichen Alten höher ist als in anderen. Das wiederum bedeutet, dass in manchen Regionen möglicherweise zu wenig operiert wird, in anderen dagegen zu viel.

Der Vergleich mit anderen Ländern

Auch im Ausland fallen die deutschen OP-Zahlen auf. 2013 veröffentlichte die OECD die Daten ihrer 34 Mitgliedstaaten zu Eingriffen am Herzen. Sie schloss dabei Herzkatheter und Bypässe ein. Deutschland lag an der Spitze. Weit abgeschlagen folgte Israel auf Platz zwei – mit über einem Drittel Eingriffen weniger.

Bei dem Einsatz von Hüftprothesen haben die Schweizer die Deutschen knapp auf den zweiten Platz verwiesen. Das ist ein schwacher Trost, wenn man sich den Durchschnittswert der OECD-Länder anschaut. Er liegt 80 Prozent unter den deutschen Hüft-OP-Zahlen. Das Gleiche gilt für das Einsetzen von Knieprothesen. Bei Gallenblasen-, Mandel- und Prostataentfernung tummeln sich mehrere Länder an der Spitze. Deutschland gehört immer dazu. Interessant ist der Vergleich mit den Niederländern, deren Gesundheitssystem weltweit als eines der besten gilt: Dort gibt es nur halb so viele Gebärmutterentfernungen und auch nur halb so viele Krankenhausbesuche pro tausend Einwohner. Die Lebenserwartung der Niederländer ist übrigens höher als die der Deutschen.

Die wahrscheinlich hohe Anzahl sinnloser Operationen

Es gibt viel zu wenig gute Untersuchungen darüber, welche Operationen den Patienten auch wirklich etwas bringen. Tatsächlich sind vier von fünf Operationsmethoden wissenschaftlich nicht gut geprüft. Das ist eine ungeheure Zahl. Bei einigen Operationsarten haben Forscher allerdings bereits geduldig und mühsam gemessen, ob sie den Patienten wirklich helfen. So gibt es mehrere gute Untersuchungen, die ergeben haben, dass viele Rückenoperationen langfristig wenig nutzen. Den operierten Patienten geht es nach ein paar Jahren genauso gut wie denen, die nicht operiert wurden.

Die unterschiedlichen Empfehlungen von
operierenden und nicht-operierenden Ärzten

Die Techniker Krankenkasse hat auf ihrer Internetseite ein Zweitmeinungsportal für Patienten eingerichtet, die von einem Arzt die Empfehlung zu einer Rückenoperation erhalten haben. Die Kasse will auf diese Weise vor einem möglicherweise schweren Eingriff ermitteln, ob andere Mediziner die Empfehlung bestätigen. Für eine solche zweite Meinung schickt die Krankenkasse ihre Patienten in Schmerzzentren, die auf Menschen mit Rückenleiden spezialisiert sind. In diesen Zentren arbeiten keine Chirurgen, sondern Physio-, Psycho- und Schmerztherapeuten. In den ersten beiden Jahren haben 500 Versicherte diesen Service genutzt und eine zweite Meinung eingeholt. Ich habe den Pressesprecher der Techniker Krankenkasse angerufen und ihn gefragt, wie vielen Patienten von der Operation abgeraten wurde. Er sagte:»84 Prozent. Die Therapeuten konnten 420 Patienten Alternativen zur OP anbieten.« Ich war entgeistert.»Bei 84 Prozent war die Operation nicht nötig?« – »So sieht es aus«, sagte der Mann.

Ich notierte die Informationen auf einem gelben Zettel und klebte ihn zu den anderen an meine Bürowand. Nach zwei Monaten Recherche stand ich nun vor einem unübersichtlichen Zahlenwald. Viele dieser Zahlen waren erschreckend. Aber sie berührten mich nicht. Bis ich die Menschen dahinter entdeckte.

2.
Karl will wieder laufen

Der Erste, der mir die Geschichte seiner unnötigen Operation anvertraute, war Karl Seiters. Er teilt sein Leben in zwei Abschnitte ein: die Zeit vor und die Zeit nach der OP. In seinem früheren Leben war er Grundlagenforscher für Mikrofarbpartikel in einem großen Chemiekonzern. Sein Ausgleich war der Sport. Er musste raus. Er brauchte Luft. Er machte weite Radtouren und liebte die Berge. Mit 38 Jahren entdeckte er das Laufen für sich. Der Betrieb bot ein Training an, das die Sportikone Ulrike Meyfarth leitete. Karl, ein großer, schlaksiger Mann, war schnell mit dem Laufvirus infiziert. Bald lief er mehrmals in der Woche lange Strecken und trainierte für den Marathon. Einatmen. Ausatmen. Er steckte mitten in einem quälenden Scheidungsprozess und rannte buchstäblich um sein Leben.

Eines Abends spürte er beim Bergablaufen einen stechenden Schmerz im rechten Knie. Am nächsten Tag war der Schmerz wieder da. Er nahm Tabletten, cremte, bandagierte, ging zur Physiotherapie. Doch nichts half. Er ließ sich zu einer Arthroskopie überreden, einer kleinen Operation, bei der durch einen Schnitt ins Knie eine winzige Kamera ins Gelenk eingeführt wird. In Karls Knie schwammen kleine Knorpelstückchen herum, wie Flocken in einer Schneekugel. Die wurden ausgespült. Obwohl der Nutzen dieser Operation eindrucksvoll von einem amerikanischen Arzt infrage gestellt wurde, hatte Karl nach dem Eingriff fünf Jahre Ruhe. Im sechsten Jahr bildete sich ein daumengroßer Knubbel am selben Knie. Beunruhigt ging Karl wieder zu seinem Orthopäden. Bei einer Computertomografie stellte sich heraus, dass der Knubbel eine Wassereinlagerung war. Ein sogenanntes »Ganglion«. Er ließ es entfernen, doch es kehrte wieder. Bald tat jede Bewegung weh. Das Knie verleidete ihm das Joggen, das Radfahren, den Alltag, das Weglaufen. Er hielt es eine Weile aus, diszipliniert, mit zusammengebissenen Zähnen. Dann beschloss er, dem Problem auf den Grund zu gehen. Er tat das mit der Gründlichkeit, die ihm als Wissenschaftler in Fleisch und Blut übergegangen war.

Bei unserem ersten Treffen führt mich Karl zu seinem Esstisch, auf dem er mehrere dicke Aktenordner bereitgelegt hat. Dutzende von medizinischen Befunden, Broschüren und Umschlägen mit Röntgenbildern sind darin abgeheftet, nach Datum geordnet, mehrfarbig markiert. Befangen beginnt er zu erzählen. Seine Wortwahl verrät, dass er inzwischen zum Fachmann für seine eigene Krankheit geworden ist:»Ich habe drei Ärzte konsultiert und mein Knie vorgestellt. Die Vorgeschichte erzählt. Und dieses Ganglion, was sich da immer wieder gebildet hat, auch gezeigt. Und ich hab von drei Fachärzten drei unterschiedliche Meinungen gehört.«

Karl legt mir die Arztbriefe mit den verschiedenen Therapieempfehlungen vor. Der ersten Meinung zufolge sollte das Ganglion einfach noch mal entfernt werden. Der zweite Orthopäde schrieb, dass die Ursache der Probleme wahrscheinlich gar nicht das Knie sei. Die Schmerzen rührten angeblich daher, dass Karls Bein nicht ganz gerade ist. Der Arzt wollte daher das Kniegelenk lassen, wie es war, das Bein aber begradigen. Sein Vorschlag: den Oberschenkelknochen durchtrennen, gerade richten und wieder zusammenwachsen lassen.»Umstellung« nennen das die Ärzte. Eine große Operation, die eine lange Genesungszeit nach sich zieht. Beide Möglichkeiten überzeugten Karl nicht. Zumal beide Ärzte für den Erfolg der Eingriffe nicht die Hand ins Feuer legen wollten. So entschied Karl, zu einem dritten Arzt zu gehen. Nennen wir ihn Dr. Zehner.

Dr. Zehner war Chefarzt der Orthopädie in einer Klinik in Nordrhein-Westfalen. Karl hatte von der Klinik viel gehört. Die regionalen Zeitungen berichteten häufig über das Haus und dessen moderne Operationsmethoden. Die Prothesenabteilung des eher kleinstädtischen Krankenhauses war auf Expansionskurs. Neue, teure Geräte waren angeschafft worden, von denen sich die Geschäftsführer einen »Wettbewerbsvorteil« versprachen. So stand es in einem kleinen Artikel der Klinikzeitung, den Karl zum damaligen Zeitpunkt nicht kannte.

Karl stellte gewissenhaft eine Mappe mit seinen Computer-tomografie-Aufnahmen und den Therapie-Empfehlungen der anderen Ärzte zusammen und machte einen Termin bei der Klinik aus. Dr. Zehner war freundlich und nahm sich Zeit. Die erneute Entfernung des Geschwulstes verwarf er sofort. Das Richten des Oberschenkelknochens überdachte er kurz, schlug dann aber eine vollkommen andere Lösung für das Problem vor. Bei der Erinnerung an diese Situation legt Karl unwillkürlich die Hand auf sein operiertes Knie mit der langen Narbe. »Der Arzt sagte, na ja, diese Umstellung wird wahrscheinlich nicht zum Erfolg führen. Da ist ein künstliches Gelenk die bessere Alternative.«

Dr. Zehner versicherte Karl, die Knieprothese würde die Probleme beenden. Er könne vielleicht nicht mehr joggen, aber auf jeden Fall Fahrrad fahren, wandern und schwimmen. Die Schmerzen beim Aufstehen nach langem Sitzen, beim Treppensteigen und Gehen – kurz: beim Leben –, all das sei dann Vergangenheit. Er rühmte eine neue OP-Methode, bei der ein computergestütztes Navigationsgerät zum Einsatz kommt. Das ermögliche einen absolut präzisen Einsatz der Prothese. Sie halte 15 bis 20 Jahre. In der Zeit sei »volle Belastung schmerzfrei möglich«. So stand es später auch in dem Arztbrief, den Dr. Zehner an Karls Hausärztin schickte. Karl war fasziniert. Das Hightech-Verfahren ließ sein Wissenschaftlerherz höherschlagen. Er fuhr mit dem Rad nach Hause. Es war Mai, er trug eine kurze Hose. Bei jedem zweiten Tritt in die Pedale kam ihm sein Knie entgegen, das ihn mittlerweile seit Jahren ärgerte. Jetzt hatte er endlich wieder Hoffnung. »Das ist mir so gut verkauft worden, dass ich selber, unheimlich angesteckt durch diese Euphorie des Arztes, nach Hause gefahren bin und mir gedacht habe: Ja, genau so soll es sein. Schmerzfrei, belastbar und endlich wieder Sport.«

Die Operation zog er daraufhin nicht mehr in Zweifel. Er hatte drei Ärzte gefragt und drei unterschiedliche Meinungen bekommen.»Hätte ich noch fünf Ärzte gefragt, hätte ich mich mit weiteren fünf Empfehlungen herumschlagen müssen.« Karl Seiters vertraute dem Arzt, den er sich ausgesucht hatte. Was hätte er auch tun sollen?»Ich habe das Gesundheitswesen und auch die Ärzte damals so gesehen – und ich muss sagen, ich hoffe, es gibt noch welche, die ich auch heute so sehen kann –, als Ärzte, die mir als Patient helfen. Die einen beruflichen Ethos haben. Die mir nichts empfehlen, was sie nicht an sich oder einer nahestehenden Person operieren würden. Aber ich habe das nicht so gesehen, dass da einzelne dazwischen sind, die den wirtschaftlichen Erfolg und ihr eigenes Weiterkommen an die erste Stelle stellen.«

Der Eingriff, zu dem er sich am 14. August 2007 aufmachte, muss ihm vorgekommen sein wie eine bevorstehende Geburt: Die Prozedur würde man sich gern ersparen, aber drum herum kommt man nun mal nicht.

Die Operation lief laut OP-Bericht nach Plan. Das Erwachen war brutal. Der Katheter, der Schmerzmittel direkt in Karls Bein leiten sollte, war beschädigt. Obwohl er vor Schmerzen schrie, dauerte es Weile, bis das Problem erkannt und behoben wurde. Als das Morphium endlich wirkte, ging es ihm besser. Das neue Kniegelenk nahm er trotzdem vom ersten Augenblick an als störend wahr.»Die Prothese hatte von Anfang an einen Beugeschmerz und einen Anschlagsschmerz. Wie ein Türscharnier, das irgendwo zum Anschlag kommt, als würde etwas blockieren in dem Gelenk.«Ohne starke Medikamente, die unter das Betäubungsmittelgesetz fallen, hält er die Schmerzen bis heute nicht aus. Immer wieder: Gang zur Apotheke, gemustert werden vom

Personal, zuschauen, wie der Sicherheitsschrank geöffnet wird, nach Hause humpeln mit großer weißer Tüte. Es gebe Tage, erzählt er mir, an denen es etwas besser gehe. Dann fährt er in die Stadt und trinkt beim Italiener einen Cappuccino. An anderen Tagen verkriecht er sich zu Hause. Die Schmerzen machen reizbar.

Als Karl für meinen Kaffee Milch aus dem Kühlschrank holt, sehe ich, dass dieser fast nur Medikamente enthält. Und Quark. Für die Quarkumschläge, die er noch immer jeden Abend macht. Sie lassen das Kniegelenk abschwellen. »Etwa vier Monate nach der Operation«, sagt Karl, »fing ich an darüber nachzudenken, dass irgendetwas schiefgelaufen sein muss. Warum hört diese Prothese, die man mir mit so einem Heilungsversprechen verkauft hat, warum hört die nicht auf wehzutun? Da wollte ich doch hin. Ich wollte raus aus den Schmerzen und hatte jetzt mehr als vorher.«

Kurz darauf suchte Karl zermürbt eine Klinik in Hamburg auf, die sich auf den Einbau von Prothesen spezialisiert hat. Für die Ärzte dort war sein Fall nichts Ungewöhnliches. Das Knie ist ein kompliziertes Gelenk und die Prothese ein Fremdkörper. Patienten, die mit ihrer Prothese Probleme haben, sind häufig. Auch die Statistiken belegen das eindrucksvoll. Als die Krankenkasse Barmer GEK ihre Mitglieder befragte, die eine Knieprothese erhalten hatten, zeigte sich, dass nicht einmal die Hälfte »uneingeschränkt zufrieden« war. Jeder Fünfte war fünf Jahre nach der Operation ganz und gar unzufrieden.[3] Sechs Jahre nach der OP nahmen noch 30 Prozent der Patienten Schmerzmittel.[4] Die genaue Ursache der Schmerzen ist meist nicht zu finden.

So war es auch bei Karl. Und doch erfuhr er etwas Neues, vollkommen Unerwartetes, was er vermutlich nie erfahren hätte, wenn alles gut gegangen wäre. Karl erinnert sich an die Situation wie an einen Traum, so unwirklich kommt ihm das Gespräch mit dem Arzt im Nachhinein vor. »Ich weiß noch genau, wie sich der Arzt in Hamburg die präoperativen Röntgenbilder angesehen hat. Der hat den Kopf geschüttelt und gefragt: Warum ist dieses Knie überhaupt künstlich ersetzt worden?« Karl hatte keine Antwort darauf. Zu Hause klappte er sein Laptop auf und suchte sich eine Anwältin.

Karl versucht, mir die Geschichte sachlich zu erzählen. Reflektiert. Es soll so klingen, als könne er wie ein Forscher mit Distanz auf seine Geschichte schauen. Doch zum ersten Mal wirkt er verletzlich. Die Maske seines bemühten Lächelns ist weg. Er sucht in meinem Blick, ob ich ihm glaube. Kurz bevor ich gehe, öffnet Karl die Tür zu seinem Balkon. Eines Morgens, erzählt er, habe er dort gestanden und zwei Achtzigjährige vorbeijoggen sehen. Langsam waren sie. Ja, fast ein bisschen lustig anzusehen. Aber ihm sei bewusst geworden, dass er mit ihnen nicht mehr mithalten könne.»Das ist wirklich eine fremde Welt geworden, das ist deren Welt. Das ist die Welt der Gesunden, und ich gehöre nicht mehr dazu. Weil ich auf die euphorische Art meines Arztes hereingefallen bin, mir eine Knieprothese zu verkaufen.«

Bevor ich Karls Geschichte als Ausgangspunkt für meine weitere Recherche verwendete, wollte ich mich absichern. Ich machte mich auf die Suche nach einem Arzt, der den Fall für mich begutachtete. Die Idee war naiv. Es war ein unmögliches Unterfangen, zumindest in Nordrhein-Westfalen. Der Arzt, den ich in den ersten Recherchetagen gesprochen hatte, hatte Recht: Eine Krähe hackt der anderen kein Auge aus, schon gar nicht, wenn sie ihr Revier im gleichen Bundesland hat. Sekretärinnen an Kliniken vertrösteten mich, die Mediziner riefen nie zurück. Die Ärzte, die ich selbst sprach, lehnten eine Begutachtung rundweg ab. Zumal das Gerichtsverfahren von Karl noch nicht abgeschlossen war. Nach ein paar Wochen verlegte ich meine Suche in andere Bundesländer.

In Bayern fand ich schließlich jemanden, der in der Presse schon mehrmals die»Prothesenschwemme« kritisiert hatte: Professor Joachim Grifka. Er war im Jahr 2008 Präsident der

Deutschen Gesellschaft für Orthopädie und leitet heute die Orthopädische Asklepios-Klinik in Bad Abbach. Die Klinik gehört organisatorisch zur Universität Regensburg. Ich rief ihn an, ohne mir große Hoffnungen zu machen. Doch er überraschte mich. Er überlegte kurz und sagte dann zu. Einige Wochen später fuhr ich zu ihm, zusammen mit meinem Kamerateam.

Joachim Grifka ist ein großer, weißhaariger Mann, dem das Überhebliche vieler Chefärzte fehlt. Während der Tonmann das Mikrofon an seinen Kittel bastelt, lädt er die Datei mit Karls Röntgenbildern auf seinen Computer. Als die Kamera läuft, betrachtet Grifka die Aufnahmen. Man hatte Karls Knie aus zwei verschiedenen Winkeln aufgenommen. Weiß leuchten die Knochen auf dem schwarzen Hintergrund.

Joachim Grifka lässt sich Zeit. »Ja«, sagt er schließlich, »wir sehen hier die Röntgenbilder des Kniegelenkes von einem damals 51-jährigen Patienten, einmal in der Sicht von vorne, einmal von der Seite. Und man betrachtet dann immer diese Konturen zum Gelenk hin.« Er vergrößert die Stelle, an der Unter- und Oberschenkelknochen aufeinanderstoßen, und zeigt auf einen Spalt, der zwischen den beiden Knochenenden zu sehen ist: der Gelenkspalt. Es sei ein gutes Zeichen, erklärt Joachim Grifka, wenn dieser Spalt so deutlich zu sehen sei. Das bedeute, dass noch genügend Knorpel vorhanden sei. »Das ist weitestgehend unauffällig«, sagt er schließlich. »Also für ein Alter von 51 Jahren kein Knie, das Besonderheiten aufweist. Wenn man diese Bilder sieht, hat man keine Veranlassung, an eine Knieprothese zu denken.« Er begegnet meinem ungläubigen Blick und nickt noch einmal zur Bestätigung.

Nach dem Termin bei Professor Grifka bitte ich Maia Steinert, Karls Anwältin, um Akteneinsicht. Sie sagt, Patienten wie Karl Seiters habe sie zu Dutzenden vertreten. Sie lässt einen dicken Ordner mit Karls Unterlagen kommen. Über sechs Jahre dauert das Verfahren nun schon. Mehrere Gutachter wurden beauftragt. Sie sind zu dem Schluss gekommen, dass der Einbau der Knieprothese unnötig, zumindest übereilt war. Über die Motive von Arzt und Klinik sagt das noch nichts. Aber Maia Steinert ist der Meinung, dass sich der Arzt kaum mit den Ursachen von Karls Schmerzen beschäftigt hat. Er habe sogar darauf verzichtet, die nötigen Röntgenbilder anfertigen zu lassen, bevor er die Operation empfahl:»Ohne klare Befunderhebung sagt der dritte Arzt: ›Wir machen eine Knieprothese rein, und nur das hilft Ihnen. Was alle anderen sagen, ist Quatsch.‹ Also entweder er kann es nicht, oder er will nicht. Und wenn er nicht will, kann es eigentlich nur um Geld gehen.«

Das Interview mit Karls Anwältin hatten wir für eine Fernsehdokumentation aufgezeichnet. Im Schneideraum sah ich es mir wieder und wieder an. Konnte es stimmen, dass einem Mann nicht zuletzt aus finanziellen Gründen ein offenbar gesundes Kniegelenk entfernt wurde? Damals sträubte ich mich gegen diese Vermutung. Heute, drei Jahre später, weiß ich: Das kann nicht nur sein, das ist auch kein Einzelfall. Was nicht daran liegt, dass Ärzte bösartige Gesellen sind. Es gibt keinen Grund anzunehmen, dass sie weniger oder mehr Moral besitzen als Menschen mit anderen Berufen. Das Problem ist vielmehr: Diese Ärzte sind in unser spezielles Gesundheitssystem eingebunden. Leider reicht es nicht, ein Element dieses Systems als schuldig auszumachen und zu verändern. Die Gründe für unnötige Operationen sind zahlreich. Sie verstecken sich in den Strukturen unseres Gesundheitswesens, die ähnlich weit verzweigt sind wie die Stollen in einem Bergwerk. Ich fürchte, Sie müssen mit runter.

3.
Ein Code für alle Fälle –
Wie Krankenhäuser Geld verdienen

Meine erste Anlaufstelle im Stollen-Wirrwarr war Professor Dr. Edmund Neugebauer. Inzwischen ist er im Ruhestand. Damals aber war er Chef des Instituts für Forschung in der Operativen Medizin (IFOM) und hatte auch den Lehrstuhl für Chirurgische Forschung an der Universität Witten-Herdecke inne. Ich traf ihn zum ersten Mal, als ich mit ihm ein Interview für meinen Film »Vorsicht Operation« plante. Ein großgewachsener Mann, der mit einer Mischung aus Schalk und Hartnäckigkeit sein Anliegen vertritt. Neugebauer engagiert sich bis heute leidenschaftlich für ein anderes Gesundheitssystem in Deutschland. Er wünscht es sich transparenter, vor allem aber soll es stärker auf den Patientennutzen ausgerichtet sein. Zu viele Operationen gehören seiner Ansicht nach nicht dazu.

Edmund Neugebauer ist »Versorgungsforscher«. Das Wort klingt wenig verheißungsvoll. Tatsächlich aber verbirgt sich dahinter jemand, der Schwerstarbeit im Bergwerk unseres Gesundheitswesens leistet. Ein Versorgungsforscher erforscht, wer in Deutschland welche medizinischen Leistungen erhält, was diese Leistungen bringen und wie sie in Deutschland verteilt sind. Dabei gibt es enorme Unterschiede. Es ist nicht egal, wo man wohnt, wenn man in Deutschland gesund werden oder bleiben will. Versorgungsforscher haben errechnet, dass Frauen in den reichsten Kreisen und Kommunen Deutschlands sieben Jahre älter werden als Frauen in den ärmsten Regionen, bei Männern sind es sogar zehn Jahre. Sie wissen, dass Frauen mit geringerer Bildung die Gebärmutter häufiger entfernt wird als besser gebildeten Frauen. Und sie befürchten, dass der Anstieg der Operationszahlen mit medizinischen Gründen allein nicht erklärt werden kann. Womit also dann, fragte ich Edmund Neugebauer. »Eine Gesellschaft verhält sich danach, wo die Wurst hängt«, sagte er salopp. »Also: Ich tue das, wovon ich am meisten Nutzen habe. Und was«, fragte er, »nutzt einer Klinik? Doch wohl alles, was dafür sorgt, dass die Klinik im besten Fall Gewinne macht, im schlechtesten Fall immerhin überlebt. Wo also hängt die Wurst?«

Neugebauer nahm sich über eine Stunde Zeit. Ich brauchte viel länger und mehrere Gesprächspartner, um die Antwort wirklich zu verstehen.

Krankenhäuser, wie wir sie heute kennen, gibt es erst seit 200 Jahren. Sie entwickelten sich aus kleinen Hospizen, die Obdachlose und mittellose schwer kranke Patienten aufnahmen. Wer dagegen Geld und ein Heim hatte, ließ sich zu Hause pflegen. Die Hospize entstanden im Mittelalter und wurden meistens von religiösen Orden getragen. Die frommen Schwestern und Brüder zweigten einen Teil ihrer Einnahmen und Spenden ab, um die Pflegebedürftigen und sozial Schwachen zu versorgen. Sie boten ihnen ein Bett, ein Dach über dem Kopf, Essen, einen Kräuteraufguss. Eine medizinische Behandlung durch einen Arzt war die Ausnahme.

Im 19. und 20. Jahrhundert boomte die medizinische Forschung. Damit einher ging eine rasante technische Entwicklung. Die Hospize veränderten ihr Gesicht: Sie wurden zu Krankenhäusern, in denen Ärzte rund um die Uhr arbeiteten und modernste Medizintechnik zur Verfügung stand. Diese Häuser waren nicht mehr nur für sozial schwache Patienten vorgesehen. Sie waren groß und standen der gesamten Bevölkerung offen. Sie wurden nach und nach zu einer der wichtigsten Säulen des deutschen Gesundheitssystems und unserer heutigen Gesellschaft. Woher das Geld für die Kliniken kommt, ist schnell erklärt: von den Bürgern. Also von uns. In Form von Steuern und Krankenversicherung. Die bedeutendere Frage aber lautet: *Wofür* bekommen die Krankenhäuser dieses Geld?

Ich telefonierte monatelang mit Fachleuten aus ganz Deutschland, bestellte Bücher über unser Gesundheitssystem und seine Finanzierung, machte Stichworte auf gelbe Klebezettel, die ich an meiner Bürowand zu systematischen Ästen aneinanderreihen wollte. Doch schon bald sah ich den Wald vor lauter Bäumen nicht mehr. Dieses Gesundheitssystem erschien mir wie ein Haus, das über Jahrzehnte immer wieder geflickt worden ist. Es hat alte Bestandteile und ganz neue, nicht alle Materialien vertragen sich miteinander, und weil mehrere Architekten und Handwerker einander abgelöst haben, hat niemand mehr den gesamten Überblick. Der eine kennt ganz gut die Wasserleitungen im Haus, aber nur bis zum Keller. Ein Zweiter hat noch alte Pläne für den zugemauerten Kamin. Wenn es Probleme gibt, macht jeder den anderen dafür verantwortlich.

Schließlich stieß ich auf einen externen Gutachter, der über vier Jahre eine Bestandsaufnahme des Gebäudes, also von unserem komplizierten Gesundheitssystem, gemacht hat: Professor Dr. Michael Porter, Ökonom an der amerikanischen Eliteuniversität Harvard. Ein hochgewachsener, schlanker Endfünfziger mit feinen Gesichtszügen und dem Terminkalender eines Topmanagers. Monatelang versuchte ich vergeblich, ihn zu treffen, schließlich verabredeten wir uns in New York, wo er zwischen zwei Flügen ein paar Stunden Aufenthalt hatte.

Michael Porter gilt viel in der Welt der Gesundheitspolitiker und Versorgungsforscher. Auch die Bundesregierung hat ihn schon eingeladen. Er gehört zu denjenigen Amerikanern, die daran glauben, dass die USA ein gutes Gesundheitswesen für alle Bürger brauchen. Vor zehn Jahren startete er deshalb ein naheliegendes, aber gewaltiges Projekt, das zu seiner Lebensaufgabe wurde: Er begann, Gesundheitssysteme auf der ganzen Welt zu analysieren, zunächst mit der Idee, sich für die USA etwas abzuschauen. Auch das international hochgelobte deutsche System nahm er unter die Lupe. Michael Porter ist ein kluger Mann. Er weiß, dass ein Amerikaner Gefahr läuft, als hochnäsig zu gelten, wenn er das deutsche Gesundheitswesen kritisiert. Er kann eine Stunde darüber reden, wie viel Positives er gefunden hat. Wie hart die Ärzte in Deutschland arbeiten. Wie gut der komplizierte Risikoausgleich unserer Krankenkassen funktioniert. Trotzdem, oder vielleicht gerade deshalb, ist seine Kritik scharf wie ein Skalpell. »Je länger wir uns das deutsche System angeschaut haben, desto klarer traten die Schwächen hervor. Deutschland hat extrem viele Ärzte und extrem viele Krankenhäuser. Trotzdem sind die Deutschen nicht gesünder als die Menschen in vergleichbaren Ländern, die mit weniger Medizin auskommen. Deutschland behandelt viel und vieles, aber die Qualität der Behandlung scheint nicht besonders hoch zu sein. Tatsächlich gibt es riesige Qualitätsunterschiede zwischen den Ärzten und den Kliniken.«

Porter sagt das nicht so dahin. Er stützt seine Behauptungen mit Beispielen, die auf den Daten der deutschen gesetzlichen Qualitätssicherung beruhen: Patienten, die sich in den schlechtesten 10 Prozent der deutschen Kliniken eine Hüfte einbauen lassen, haben demnach ein zwanzigmal höheres Risiko, wegen Komplikationen erneut im Operationssaal zu landen, als Patienten, die in den besten 25 Prozent der Häuser operiert werden. Bei der Gallenblasenentfernung ist das Risiko, ein weiteres Mal operiert zu werden, in den schlechtesten Kliniken fünfmal höher als in den besten. Die Wahrscheinlichkeit, an einer im häuslichen Umfeld erworbenen Lungenentzündung zu sterben, verdoppelt sich – je nachdem, ob man in den schlechtesten oder den besten Häusern des Landes versorgt wird.[5]

»Der Grund dafür ist, dass in Deutschland Menge statt Qualität belohnt wird«, sagt Michael Porter. »Im deutschen System verdienen die Krankenhäuser kein Geld für *gute* Leistung, sondern für *viel* Leistung.« Dieser Trend habe sich in den letzten Jahren verstärkt. Porter erzählt von der Entwicklung der Krankenhausfinanzierung, als läse er aus einem spannenden Roman vor: »In den vergangenen zehn Jahren«, sagt er, »hat sich das deutsche Gesundheitssystem stärker verändert als je zuvor.« Ein radikaler Umbau habe stattgefunden – nicht einmal unter Ausschluss der Öffentlichkeit, aber in einer Komplexität, dass die Patienten nicht folgen konnten und sogar Experten abgehängt wurden. Was ist passiert?

»Okay«, sagt Jörg Friedrich vom Wissenschaftlichen Institut der AOK. Und dann eine Weile nichts mehr. Entweder ist ihm bei meiner Frage klar geworden, dass das Gespräch mindestens eine Stunde dauern wird. Oder er überlegt, wie er am besten anfängt. »Was wissen Sie von DRGs?«, fragt er schließlich. »Diagnosis Related Groups«, sage ich. »Ach«, sagt er »wir fangen anders an. Schauen wir 30 Jahre zurück: Es galt das Selbstkostendeckungsprinzip. Jedes deutsches Krankenhaus bekam damals von den Krankenkassen exakt die Summe Geld, die es ausgegeben hat. Diese Summe wurde auf Grundlage der sogenannten ›Pflegesätze‹ ausgerechnet. Für jeden Tag, den ein Patient im Krankenhaus verbrachte, bekam das Haus von den Kassen eine feststehende Summe – und zwar unabhängig davon, wie alt der Patient war, wie krank er war und welche Behandlungen gemacht wurden.«

Die Rechnung war simpel: Je länger ein Patient blieb, desto lukrativer. Gern zur angeblichen Sicherheit noch ein, zwei Tage länger. Sehr gern auch übers Wochenende, wo kaum Behandlungen stattfanden. Die Wurst, von der Edmund Neugebauer gesprochen hatte, hing also frei zur Selbstbedienung, praktisch neben dem Kalender. Kein Wunder also, dass deutsche Klinikpatienten über Jahrzehnte zu den bettlägerigsten der Welt gehörten: Während 1980 ein Patient in Dänemark pro Klinikaufenthalt durchschnittlich acht Tage das Krankenhausbett hütete, in Frankreich zehn und in den Niederlanden 13, waren es in Deutschland fast 20. Das deutsche Finanzierungssystem, das wurde immer klarer, war nicht effektiv. Es begünstigte Missbrauch und Schummelei. Obendrein war es ungerecht: Ein Krankenhaus, das schlecht wirtschaftete und das Geld zum Fenster hinauswarf, bekam seine Kosten genauso erstattet wie ein gut geführtes Haus. Natürlich fiel es den Kassen auf, dass manche Kliniken viel teurer waren als andere. »Aber die Nachfragen«, sagt Jörg Friedrich, »endeten meist im Nichts. Wenn die Kassen von einer Klinik wissen wollten, warum seid Ihr denn so teuer, jammerte die Leitung: Wir haben all die Alten, Schwerkranken aus dem Seniorenheim. Das ist eben teuer. Fragte man das Nachbarkrankenhaus: Warum seid Ihr so teuer?, sagte die Geschäftsführung: Wir haben all die Alten, Schwerkranken aus dem Seniorenheim. Das ist eben teuer. – Es gab nur ein Seniorenheim. Es war klar, dass etwas nicht stimmte, aber die Krankenkassen waren häufig nicht in der Lage, das auch zu beweisen.«

Die Kosten im Gesundheitswesen und in den Krankenhäusern stiegen ständig. Das Loch, das sie in die deutschen Sozialkassen rissen, schien mit rasender Geschwindigkeit zu wachsen. Es war, als verfolge man den Flug einer zerstörerischen Langstreckenwaffe: Man fürchtete sich vor dem Einschlag. Mehrere Gesundheitsminister verschlissen sich mit ihren Überlegungen, wie sie die Krankenhäuser dazu bringen konnten, effektiver und preiswerter zu werden. Späher zogen aus, untersuchten Abrechnungssysteme in anderen Ländern, von denen Deutschland sich etwas abschauen konnte. Über Dekaden gab es Reformen und Reförmchen. Bis im Jahr 2000 durch das »Gesundheitsreformgesetz« ein neues Abrechnungssystem am Horizont aufzog und 2003 wie ein Platzregen auf die Krankenhauslandschaft niederging: das sogenannte »DRG-System«, abgeschaut von Australien.

DRG steht für »Diagnosis Related Groups«, auf Deutsch in etwa »diagnosebezogene Gruppen«. Mit den Gruppen sind Patienten gemeint, die aufgrund einer ähnlichen Diagnose und Therapie gleich abgerechnet werden. Die Idee dahinter ist einfach und zunächst plausibel: Dieselbe Arbeit soll überall gleich bezahlt werden. Nehmen wir den Kniegelenkersatz, wie er bei Karl Seiters vorgenommen wurde. Für diese Patienten gibt es die DRG-Ziffer I44B. Diese Ziffer legt die Klinik der Kranken-

kasse vor und bekommt dafür eine sogenannte »Fallpauschale«
ausgezahlt. Jedes Krankenhaus innerhalb eines Bundeslandes
bekommt – von speziellen Zu- und Abschlägen einmal abgesehen – exakt dieselbe Pauschale für diese Operation. In Nordrhein-Westfalen sind es zurzeit 7328,91 Euro. *All inclusive*, egal
wie viele Untersuchungen und Röntgenaufnahmen dafür gemacht werden. Und egal wie schnell der Patient entlassen werden kann. Bleibt er länger als vorgesehen, zahlt das Krankenhaus
also drauf. Wird er früher als in der DRG-Pauschale vorgesehen
entlassen, muss das Krankenhaus dagegen Abschläge hinnehmen. 1200 DRG-Codes gibt es momentan, hinzu kommen noch
170 Zusatzentgelte.

Nach einer Übergangsphase im Jahr 2003 saßen ab 2004
viele Ärzte mit blanken Nerven vor ihren Computern. Sie tipp-
ten Haupt- und Nebendiagnosen ihrer Patienten in den sogenannten »Grouper« – eine spezielle Software, die ihnen in Win-
deseile die entsprechenden DRGs auswarf. Dr. Ursula Stüwe,
damals Chirurgin an einem hessischen Krankenhaus (und später streitbare Präsidentin der Landesärztekammer Hessen), erinnert sich: »Wir starrten auf den Rechner, probierten die Diagnosen durch. Was krieg ich wofür? Was, so wenig? Oder: Was,
so viel? Plötzlich wurde der Patient auch finanziell gesehen.«

Trotz der ethischen Bedenken vieler Ärzte schien das neue
Abrechnungswerkzeug seinen Dienst zu tun. Die Behandlungs-
tage pro Patient sanken ab 2004 kontinuierlich. Die Behandlungskosten und die Anzahl der Patienten zunächst auch.
Edmund Neugebauer zeigte mir das anhand von Zahlen des Statistischen Bundesamtes. »Das System«, sagte er, »hat den Atem
angehalten. Kaum jemand begriff zu diesem Zeitpunkt die Möglichkeiten, die in den neuen DRGs steckten.«

2005 beschrieb das Bundesministerium für Gesundheit das
DRG-Modell als »lernendes System«. In der Tat: Das System
lernte schnell. Was eigentlich als Abrechnungsmethode gedacht
war, mauserte sich über die Jahre zu einem hervorragenden

Werkzeug, mit dem die Krankenhäuser ihre Finanzen optimieren konnten. Ein neues Berufsbild entstand: Es wurden »Kodierer« geschult, die allein oder mit den Ärzten zusammen die höchstmöglichen Pauschalen für jeden Patienten ausbaldowerten. Man musste kein Kodier-Fuchs sein, um festzustellen, dass man »Reden« nicht kodieren konnte. »Abwarten« war nicht mal Silber, Operieren dagegen: Gold. »Grundsätzlich«, sagt Hartwig Bauer, »haben sich damals Wichtigkeiten verschoben. Vorrang hatten nun möglichst viele, schnelle Aktionen. Wir reden immer davon: In unserem Gesundheitssystem wird nicht rationiert. Falsch. Wir *haben* bereits eine Rationierung, und das ist die Rationierung der Ressource Zeit, die wir für unsere Patienten zur Verfügung haben.« Michael Porter ergänzt: »Es gibt zwei Probleme. Erstens gibt es einen Anreiz, zu operieren. Dazu kommt: Die Bezahlung für die einzelnen Operationen stimmt nicht. Orthopädische Operationen zum Beispiel sind in den meisten Kliniken ein sehr profitables Geschäftsfeld. Internistische Eingriffe aber sind eher schlecht bezahlt. Deshalb sieht sich jedes Krankenhaus gezwungen, möglichst viele orthopädische Operationen zu machen. Weil es damit die Verluste ausgleicht, die es in anderen Bereichen macht. Das führt natürlich dazu, dass die Krankenhäuser insgesamt zu viel operieren. In Deutschland hat niemand ein finanzielles Interesse daran, Operationen zu vermeiden.«

Auch das wissenschaftliche Institut der AOK (WIdO) hat zusammen mit dem Rheinisch-Westfälischen Institut für Wirtschaftsforschung herausgefunden: Vor allem die lukrativen Operationen nehmen zu. So stand es in einer Pressemitteilung. Ich bitte die AOK schriftlich um eine Liste dieser Operationen, bekomme aber stattdessen den Anruf eines Mitarbeiters, der seinen Namen nicht öffentlich preisgeben möchte. »Tja«, sagt er, »diese Liste gibt es nicht.« Er windet sich hörbar. »Genau genommen kann und darf es lukrative Eingriffe in diesem System ja gar nicht geben. Sagt man, es gibt sie, sagt man gleichzeitig, die Leute vom InEK machen ihren Job nicht.«

Das InEK ist das Institut für das Entgeltsystem im Krankenhaus. Seine Mitarbeiter legen jedes Jahr die Höhe der einzelnen
Fallpauschalen fest. Diese Beträge fallen nicht vom Himmel: Sie
beruhen auf den Kostenangaben von rund 250 Krankenhäusern.
»Wenn manche Operationen nun lukrativer sind als andere,
dann stimmt ja offensichtlich etwas nicht mit der Rechnung«,
erklärt mein Gesprächspartner. »Sprechen sich die Kliniken
ab?«, rate ich. »Oder geben einfach viele gegenüber dem InEK zu
hohe Kosten an?« Oh Gott, sagt er, das hoffe er nicht. Er glaube
ja hartnäckig an das Gute im Menschen. Nein, es sei wahrscheinlich viel einfacher. »Die Fallpauschalen bestehen aus zwei Tei-
len: den Sachkosten und den Allgemeinkosten. Verstehen Sie?«
Nein. Ich frage mich, warum in diesem Gesundheitssystem nicht
mal irgendetwas einfach sein kann.

»Gut«, sagt er, »stellen Sie sich einen Bäcker vor. Zu dem
kommt ein Großkunde und fragt: ›Was kosten Ihre Brötchen?‹
Der Bäcker rechnet 25 Cent vor. Das kann er genau belegen: Er
hat fünf Gehilfen; die Backstube muss abbezahlt werden. Das
sind die Allgemeinkosten. Das Mehl kostet einen bestimmten
Preis pro Tonne: die Sachkosten. So. Hausaufgabe: Wie kann der
Bäcker den Stückpreis intern senken?« – Der Mann macht eine
effektvolle Pause. Ich finde, das Gespräch nimmt surreale Züge
an. Der AOK-Mensch spinnt den Faden weiter: »Er sagt den
Lehrlingen, sie sollen schneller backen und den Ofen besser
auslasten. Und er wäre ein Idiot, wenn er nicht seinen Mehl-
händler anrufen und einen Rabatt aushandeln würde. Schließlich backt er die Brötchen für 23 Cent. So arbeiten natürlich auch
die Krankenhäuser. Sie optimieren Prozesse und Personalein-
satz und handeln nicht selten gute Rabatte aus, zum Beispiel für
Prothesen.« Bei einigen Eingriffen werde es den Häusern so ge-
lingen, die internen Kosten zu senken. Diese Operationen seien
für das Haus dann lukrativ. »Und das InEK bekommt davon
nichts mit?«, frage ich. »Das InEK bekommt die Daten mit zwei
Jahren Verzögerung. Sie fliegen also zwei Jahre unterm Radar.«

Zwei Jahre, um für die lukrativen Operationen so viele Patienten wie möglich anzuwerben.

Ich nehme die Informationen zur Kenntnis, sortiere, gewichte – und kann es mir doch nicht vorstellen. Ich stecke schon über zehn Monate in der Recherche, aber mir ist immer noch nicht klar, wie das genau abläuft, wenn ein Krankenhaus einen Patienten anwerben oder »generieren« will, wie viele Mediziner es nennen. Wie stellt man es an, wenn noch »zwanzig Hüften« hermüssen? Wer ordnet das an? Welcher Arzt muss dann »ran« und einen Patienten von einer unnötigen Operation überzeugen? Gibt er die OP-Empfehlung im vollen Bewusstsein dessen, dass er die Operation an sich oder seinen Angehörigen nicht vornehmen lassen würde? Niemand redet offen darüber. Jeder Arzt, den ich spreche, versteckt sich hinter den Anordnungen, die er bekommt – und hinter fadenscheinigen Ausreden: Natürlich machen nur die anderen unnötige Eingriffe.

Nachdem der Film »Vorsicht Operation« in der ARD gesendet worden ist, schreibt mir ein Mann, der sich als ehemaliger Chefarzt einer großen Geburtsklinik in Hamburg vorstellt: Michael Scheele. Er hat nach 16 Jahren Arbeit als Chefarzt der »Auflösung seines Vertrages zugestimmt«, wie es juristisch heißt, nachdem er in der Klinik in Ungnade gefallen war. Dazu kam es, weil er den Kreißsaal von der Notfallversorgung abgemeldet hatte. Das bedeutet: Notfälle wurden in andere Kliniken gebracht. Der Grund dafür war, dass Scheele die Sicherheit seiner Patientinnen gefährdet sah, weil die Nachtschichten mit einer Ärztin besetzt worden waren, die niemand eingearbeitet hatte. Das kann im Notfall verheerend sein – und entspricht außerdem weder den Empfehlungen der ärztlichen Fachgesellschaft noch der Richtlinie zur Versorgung von Früh- und Neugeborenen. In seiner E-Mail schreibt Michael Scheele, seine frühzeitige Pensionierung habe etwas Gutes: Er habe nun die Freiheit, »klar und deutlich zu sagen, worum es geht«.

4.
Gute Patienten, schlechte Patienten

Als ich Michael Scheele telefonisch erreiche, hat er gerade die Geige weggelegt. Er spielt seit 15 Jahren im Deutschen Ärzteorchester. Musik und Medizin, sagt er, haben eine enge Verbindung. Beides erfordert Zeit und Einfühlsamkeit. Scheele ist aufgeräumt und freundlich. Manchmal kann er sogar über seine Kündigung lachen, die Umstände mit Humor nehmen. Aber vergessen, nein, vergeben und vergessen ist das alles noch lange nicht. Dafür war der Beruf zu sehr Berufung für ihn.

Michael Scheele ist von Haus aus Geburtshelfer, nicht Gynäkologe. Mediziner machen da einen großen Unterschied. Gynäkologen operieren. Sie machen Kaiserschnitte, entfernen Zysten, Myome, Krebsgeschwulste oder die Gebärmutter. Auch Geburtshelfer machen Kaiserschnitte, wenn es sein muss. Sie unterstützen die Frau aber vor allem bei der möglichst natürlichen Geburt. Michael Scheele sagt, der Beruf sei lange wunderbar gewesen.»Sie müssen viel können. Sie müssen abschätzen, ob die Gebärende das alleine schafft oder nicht. Sie dürfen nicht zu früh aufgeben, aber auch nicht zu spät.« Ängste lindern, Ruhe spenden, Anerkennung zollen, Optimismus ausstrahlen. Doch im Notfall muss man eben auch in Minuten handeln. Frühmorgens, abends, nachts.»Die Nächte sind oft kurz«, sagt er.»Aber Sie bekommen viel zurück. Mein Beruf hat mir Freude gemacht. Ich vermisse das, immer noch.« Er gönnt sich die paar Minuten des Schwelgens in schönen Erinnerungen. Dann kommt er plötzlich zur Sache.

»Die Geburtshilfe«, sagt er,»ist ein Bereich, dessen ureigene Ziele unserem heutigen Abrechnungssystem zuwiderlaufen.« Jede Frau, die Kinder hat, wisse das aus eigener Erfahrung:»Geburtshilfe braucht vor allem Geduld und Zeit. Beides kann man nicht abrechnen. Als Geburtshelfer haben Sie nun einen Haufen Probleme: Der Kodierer fängt neben Ihnen an zu schwitzen. Denn sein Erfolg wird oft an seinem Case-Mix [die Punktezahl, die sich anhand der Fallpauschalen errechnet] gemessen, den Sie ihm nun regelmäßig versauen. Der medizinische Controller ruft Sie an und sagt: ›So können Sie nicht Ihr Personal halten.‹ Es ist ein ständiges Dilemma: Was der Patientin, der Schwangeren, nutzt, kann man meist nicht abrechnen. Was man gut abrechnen kann, ist für die Schwangere und ihr Kind oft die schlechtere, die risikoreichere Behandlung.« Ein extremes Beispiel dafür seien drohende Frühgeburten.

Michael Scheele erzählt mir die Geschichte einer Patientin, die er als »typischen Fall« bezeichnet: Sie kam in der 25. Schwangerschaftswoche in die Klinik. Da fehlen noch 15 Wochen bis zur Geburt. Das Kind habe in dieser Schwangerschaftswoche schon einigermaßen gute Überlebenschancen, sagt Scheele, »aber das Risiko der Spätschäden ist hoch. Jede Woche im Bauch der Mutter verbessert seine Chance, ein gesunder Mensch zu werden.«

Die Mutter hatte keinen Blasensprung, aber leichte Wehen. Scheeles Oberarzt hat ihr die sogenannte »Lungenprophylaxe« gespritzt, das ist Cortison, das die Lungenbläschen des Kindes früher reifen lässt. Gleichzeitig kam die Frau an den Tropf: Sie bekam »Wehenhemmer«. Diese Wehenhemmer sind ein begrenzt nützliches Mittel, sagt Scheele: »Was sie schaffen, schaffen sie in 48 Stunden. Das Mittel länger zu geben bringt nichts mehr.«

Nach zwei Tagen wurde die Mutter also vom Tropf genommen. Sie bekam wieder Wehen. Aber es passierte nichts. Scheele erinnert sich: »Ich saß an ihrem Bett und sagte, nehmen Sie es locker. Bleiben Sie hier, sammeln Sie Kraft.« Die Frau beruhigte sich allmählich. Gleichzeitig aber kamen die Ergebnisse des Blutbildes zurück. Die Anzahl der weißen Blutkörperchen war gestiegen. Scheele erklärt mir: Das kann das Anzeichen einer

Infektion sein. Eine Infektion ist eine Gefährdung für das Kind. Man muss es per Kaiserschnitt holen. Die weißen Blutkörperchen können aber genauso gut die Folge der Cortison-Spritze sein. »Sie haben nun zwei Möglichkeiten: entweder noch ein bisschen abwarten oder das Kind holen. Ich als Geburtshelfer war mir sicher, dass wir noch warten können. Die Blutwerte waren nicht dramatisch. Und wir hatten viel zu gewinnen. Für das Kind! Für die Eltern! Eine Frühgeburt zu diesem Zeitpunkt bedeutet für sie: Drei Monate oder länger ständig ins Krankenhaus fahren, Kittel, Mundschutz, das Kind aus dem Brutkasten holen, jeden seiner flattrigen Atemzüge belauschen, jeder Keim ein Problem. Ein Albtraum.« 20 Prozent der Kinder, die in einem so frühen Stadium auf die Welt kommen, sterben, sagt Scheele. »Ich habe die Eltern hier, ich bin Arzt, ich will Leid von ihnen abwenden.«

Der Controller sieht die Situation naturgemäß ganz anders. Wenn Scheele das Kind holt, ist das Haus erstens eine schlechte Patientin los: eine »Langliegerin«. Die bringt nämlich nichts. Obwohl man medizinisch das Richtige tut, die Mutter ruhen lassen und beobachten, ist das in diesem System falsch. Wenn Scheele das Kind holt, kann das Haus zweitens einen Notkaiserschnitt abrechnen. Da lassen sich bestimmt auch noch verkomplizierende Diagnosen finden, die die Fallpauschale nach oben treiben. Drittens kann die Klinik einen teuren Platz in ihrem Pränatalzentrum füllen. Scheele sagt: »Sie bekommen dann erklärt, dass man das wirklich prima finanziell darstellen kann. Dazu kommt: Sie müssen als Krankenhaus eine Mindestmenge an Frühgeburten ›machen‹, um weiterhin ein Pränatalzentrum betreiben zu dürfen. Was glauben Sie, was da los ist, wenn zum Ende des Jahres noch zwei fehlen. Ich glaube zwar, dass kein Arzt morgens mit dem Vorsatz aufsteht, heute machen wir eine Frühgeburt, mit der nächsten Schwangeren, die kommt. Aber stellen Sie sich dieses Geflecht vor: Sie haben Druck vom Controller, der sagt: ›Passen Sie auf, es fehlt eine Frühgeburt, sehen

Sie mal zu.‹ Eine Frau kommt rein, bei der eine Frühgeburt droht. Sind Sie da jetzt nicht, sagen wir, beeinflusst in Ihrer medizinischen Entscheidung?«

Scheele erzählt mir, wie es in diesem Fall ausging: Er konnte Zeit schinden, das nächste Blutbild war bereits deutlich besser. Die Frau brachte das Kind fast regulär zur Welt. Aber immer gelinge das nicht.

Die Freundlichkeit ist nun weg aus Scheeles Stimme. Er klingt nicht wütend, eher ratlos und desillusioniert. Das Ungeheure an diesem System sei nicht, dass nun klar sei, was die einzelnen Dinge kosteten. Kostenbewusstsein in der Medizin finde er keine schlechte Sache. Das Problem an dem System sei, dass der Controller auf einen Knopf drücken könne, und dann komme raus, welche Eingriffe das Haus machen müsse, um profitabel zu sein. Später schreibt er mir in einer E-Mail:»Als vor über zehn Jahren eine Führungsperson des damals noch existierenden Landesbetriebs Krankenhäuser in Hamburg verkündete: ›Was bei VW am Fließband möglich ist, ist im Krankenhaus auch möglich‹, wussten wir eigentlich, was die Stunde geschlagen hat. Dass es aber so weit kommen würde, dass die medizinische Entscheidungskompetenz bei lebenswichtigen Entscheidungen von der Ökonomie überstimmt wird, das hab ich mir nicht träumen lassen.«

5.
Johann will wieder leben

Etliche Wochen später halte ich eine Telefonnummer in der Hand, hinter der sich mein zweiter Fall einer unnötigen Operation verbirgt. Es ist schwer, solche Patienten zu finden. Das liegt zum großen Teil daran, dass die meisten es gar nicht wissen, wenn ihre OP überflüssig war. Fast jeder kennt zwar jemanden, dem eine Operation aufgeschwatzt wurde. Hat man aber selbst »auf dem Tisch« gelegen, die Ängste ausgestanden, die Einweisung, die quälenden Krankenhaustage, die ersehnte Entlassung hinter sich gebracht, dann möchte man schon, dass das Ganze einen Sinn hatte. Ein normales psychologisches Phänomen, das meiner Erfahrung nach am stärksten bei Eltern ausgeprägt ist. Obwohl es Regionen in Deutschland gibt, in denen Mandeloperationen achtmal häufiger sind als in anderen, obwohl Kinderärzte Alarm schlagen, dass Armbrüche viel zu häufig operiert werden, finden Sie niemanden, dessen Kind unnötigerweise operiert wurde. Solange alles gut geht, bleiben unnötige Eingriffe fast immer unentdeckt. Bei dem Mann, dessen Handynummer ich nun wähle, war das nicht der Fall. Johann Linden nennt sich heute selbst einen »Krüppel«.

Das Telefon klingelt lange. Ich formuliere im Geiste die Sätze, die ich sagen will. Je nachdem, wie es dem Mann geht. Seine Anwältin hatte mir anvertraut, dass er psychisch angeschlagen sei. Doch seine Stimme klingt sympathisch, frisch. Er meldet sich in breitem Bairisch. Ich umreiße mein Anliegen, stelle den Film über unnötige Operationen vor, an dem ich gerade arbeite. Die Stimme wechselt in bemühtes Hochdeutsch. Ich spüre, dass er mit sich kämpft. Er wolle sich am liebsten gar nicht erinnern, sagt er. Andererseits habe er ein großes Bedürfnis, sich Luft zu machen.

Er brauchte Wochen, um mir die ganze Geschichte zu erzählen. Immer wieder brach er in Tränen aus und beendete die Gespräche. Vielleicht weil ihn der Mut verließ, vielleicht weil er nicht darüber sprechen konnte, dass eine falsche Entscheidung sein Leben ruiniert hat.

Maia Steinert, Anwältin von Karl Seiters, erzählte mir zu der psychischen Verfassung ihrer Klienten: »Viele Patienten erfahren erst beim Anwalt, dass sie unnötig operiert worden sind. Und wenn sie das dann erkennen, ist das ein Schock und ein ganz großer Vertrauensverlust. Schlimm ist auch, auf die eigene Bauchstimme nicht gehört zu haben. Das verzeiht man sich ganz schwer.«

Johann ist gelernter Autolackierer und war jahrelang Busfahrer in einer kleinen Stadt in Süddeutschland. Er fuhr gern durch die schmalen Gassen, am Abend saß er oft in einem der ältesten Wirtshäuser des Ortes, wo seine Freundin als Kellnerin arbeitet. Die Wohnung der beiden ist klein und fein und aufgeräumt. Das Paar hat keine Kinder. Ihr Geld sparen sie für den jährlichen Urlaub auf einer stillen Insel Thailands. Zweimal in der Woche gehen sie schwimmen. Alles in Johanns Leben ging seinen Gang. Bis sein Rücken nicht mehr mitmachte. Das war vor zehn Jahren. »Es waren stechende Schmerzen, die bis in die Oberschenkel zogen, wie Stromschläge.« Er ging zum Orthopäden, der zwei Bandscheibenvorfälle diagnostizierte. »Er sagte, solange es nicht ausstrahlt bis zum Fuß, muss man es nicht operieren.« Aber besser wurde es auch nicht. Nach fünf, sechs Jahren sei er so weit gewesen, dass er sich jeden Tag nach der Arbeit sofort ins Bett gelegt habe, um für den nächsten Tag einigermaßen fit zu sein. Er hat, sagte er, eigentlich gar nicht mehr gelebt. Nur funktioniert. Irgendwie.

Er sah keinen Ausweg, zog sich immer mehr zurück. Eines Abends traf er zufällig einen Arbeitskollegen. Der schwärmte von einem Arzt, der Rückenoperationen anbietet. Fast ein Star, sagte der Kollege. Mit vielen Referenzen, auch im Ausland. Auch er selbst sei bei ihm unterm Messer gewesen. Alles bestens, sagte er. Fast wie neu.

Johann Linden nahm seine unzähligen Röntgenbilder und suchte die Praxis auf, die der »Star« mit einem ganzen Stab untergebener Mediziner führte. Den Chef persönlich traf Johann nicht, aber einen der Ärzte aus dem Team. Er erinnert sich: »Der sah sich die Bilder an und schmunzelte gleich dabei und meinte, er könne mir hundertprozentig helfen. Er möchte besonders sichergehen und eine Voruntersuchung machen. Danach schlug er mir vor, eine Bandscheibenvollprothese einzusetzen, die seit Längerem gute Ergebnisse weltweit erzielt habe. Dafür sei ich der ideale Patient. Damit wäre dann der Fehler behoben.« Johann war glücklich. Er berichtete seiner Freundin, seiner Familie und Bekannten, dass für ihn bald ein neues Leben anfangen werde: ein Leben ohne Schmerzen.

Dass aus dem Traum nichts wurde, konnte ich ein paar Wochen nach dem Telefonat mit ihm in der Kanzlei seiner Anwältin sehen. Johann saß auf dem Stuhl in ihrem Besprechungszimmer, als hätte er einen Stock verschluckt. Er vermied es, den Oberkörper zu drehen. Sein Gesicht verriet höchste Anspannung. Er hat ein ansteckendes Lächeln, das zu Anfang des Treffens manchmal aufblitzte. Nach etwa einer Stunde lächelte er nicht mehr. Am Ende des Gespräches erklärte er, dass er am Morgen keine Schmerzmittel genommen habe, damit sein Kopf klar sei. Er verabschiedete sich, er wollte nach Hause, seine Tabletten nehmen. Heute weiß ich, wie Johanns Tag weiterging: Er ließ sich langsam auf die Kante des Sofas im Wohnzimmer sinken, rollte vorsichtig auf die Seite und lag dort mit angezogenen Knien zwei Stunden. So macht er es immer, wenn der Schmerz im Rücken die Krallen ausfährt und ihn völlig in Besitz nimmt. Wenn er Glück hat, schläft er ein. Wenn nicht, grübelt er darüber nach, warum er diesem Eingriff zugestimmt hat, aus dem letztlich ein ganz anderer wurde und auf den zwei weitere folgten.

Als Johann gegangen war, führte mich seine Anwältin Alexandra Glufke-Böhm in ihr Büro. Eine zierliche Frau Anfang vierzig mit langen dunklen Locken, die eine beeindruckende Entschlossenheit ausstrahlt. Sie hat selbst viele schwere Krankheiten durchlitten – vielleicht ist der Beruf deshalb mehr als ein Job für sie. Sie gehört nicht zu den Menschen, die stolz erklären, sie nähmen das Elend ihrer Berufswelt nicht mit nach Hause. Alexandra Glufke-Böhm schleppt täglich dicke Aktenordner aus der Kanzlei. Sie bleiben in ihrer Tasche, bis die Kinder im Bett sind. Dann arbeitet sie die Fälle durch, zu denen sie tagsüber nicht gekommen ist. Sie schläft selten mehr als vier Stunden.

In ihrem Büro räumt sie einen Stuhl von Unterlagen frei, damit ich mich setzen kann. Sie sagte, sie sei jetzt seit 15 Jahren Fachanwältin für Medizinrecht. In den letzten Jahren seien in ihrer Kanzlei die Fälle, in denen es um zweifelhafte oder übereilte Operationen gehe, immer mehr geworden. »Ich habe natürlich hier die Konzentration dieser Fälle. Ich habe als Anwältin ein verschärftes Abbild der Situation. Aber es ist klar: Das nimmt zu. Es ist etwas aus dem Lot geraten.«

Alexandra Glufke-Böhm erzählt von einem Prozess, den sie vor Kurzem für eine Familie mit einem behinderten Mädchen geführt hat. Das Kind ist acht Jahre alt und kann noch immer nicht laufen. Die Physiotherapeuten sind der Meinung, das Mädchen müsse dringend auf die Beine gebracht werden. Sie haben einen Gehtrainer vorgeschlagen. »Du erfährst, dass das monatlich Kosten in Höhe von 250 Euro wären. Und du musst da wirklich ernsthaft langwierig und vehement verhandeln, dass dieses Kind zumindest mal für sechs Monate so ein Hilfsmittel auf Probe bekommt. Man muss sich das vorstellen: Man entscheidet darüber, bekommt dieses Kind die Chance, gehen zu lernen, oder bekommt es sie nicht. Und auf der anderen Seite werden fast schon mit vollen Händen Operationen ans Volk verteilt.« Die Krankenversicherung hat unter der Begründung des Wirtschaftlichkeitsgebotes der Kassen schließlich abgelehnt, die Gehhilfe zu bezahlen. Die Operationen von Johann Linden wurden dagegen ohne Nachfragen durchgewunken. Sie haben insgesamt rund 40 000 Euro gekostet, schätzt Alexandra Glufke-Böhm. Darin sind die Kosten für die teuren Schmerzmittel, die Reha, die Schmerztherapie, die Psychotherapie und die Verdienstausfälle noch nicht enthalten.

Alexandra Glufke-Böhm weiß, dass es riskant ist, Äpfel mit Birnen zu vergleichen. Hilfsmittel mit Operationen. Den einen Einzelfall mit dem anderen Einzelfall. Und dennoch bleibe unter dem Strich die Erfahrung, dass es leichter sei, eine Operation für ein behindertes Kind bezahlt zu bekommen, als eine Gehhilfe; leichter, einen chirurgischen Eingriff mit allen Risiken für eine ältere gebrechliche Dame zu erwirken, als das Pflegebett für ihre Wohnung. Das liegt zum einen daran, dass der Nutzen von medizinischen Behandlungen im ambulanten Bereich nachgewiesen sein muss, bevor sie bezahlt werden – im Krankenhaus aber nicht. Es liegt auch daran, dass Operationen das Kerngeschäft der Krankenhäuser sind, die eine mächtige Lobby haben. Wagt es ein Politiker, öffentlich die Einschränkung von Operationen anzuregen, dauert es nicht lange, bis er von Klinikvertretern der »Rationierung« verdächtigt wird. Viele Bürger pflichten ihnen bei. Sie fürchten, es könnte ihnen etwas weggenommen werden, worauf sie ein Anrecht haben. Dahinter steht die Annahme: Mehr hilft mehr. »Die Risiken werden ausgeblendet«, sagt Alexandra Glufke-Böhm. »Es wird ja auch so vermittelt. Es ist nicht mehr so eine große Tragödie, es ist ja alles einfacher. Schlüsselloch-OP, ambulante OP, Routine-Eingriff, das vermittelt natürlich den Leuten den Eindruck: Da tauschen Sie mal schnell Ihre lädierte Bandscheibe aus oder Ihr Knie. Das ist wie einmal Bohren beim Zahnarzt. Dass es da meist um Vollnarkose geht, um Aufschneiden, um Eingriffe in den Körper – das machen sich viele nicht klar. Und es wird ihnen auch oft nicht klar genug gemacht.«

Dabei seien die Risiken immer da. Es komme gar nicht so selten zu Komplikationen. Zahlen kann die Anwältin mir nicht nennen. Deshalb mache ich mich selbst auf die Suche. Mir schwebt eine Liste mit den zehn wichtigsten Operationsrisiken vor.

6.
Risiken und Nebenwirkungen

In den folgenden vier Wochen spreche ich mit mehreren Chirurgen und einem Anästhesisten, suche in medizinischen Lehrbüchern und in internationalen Studien nach den häufigsten OP-Risiken. Ich ernte eine Flut von Informationen, die Gewichtung aber fällt mir schwer. Viele Risiken überschneiden sich, zudem fallen die Studienergebnisse bei zahlreichen Komplikationen extrem unterschiedlich aus.

Schließlich wende ich mich an jemanden, der sich hauptberuflich damit beschäftigt, welchen Risiken Patienten ausgesetzt sind: Dr. Max Skorning, verantwortlich für Patientensicherheit beim Medizinischen Dienst des Spitzenverbandes Bund der Krankenkassen (MDS). Max Skorning ist Facharzt für Anästhesie. Er hat lange an einer Uniklinik gearbeitet, sich aber in seinem Berufsleben immer schon mit Strukturen in Krankenhäusern beschäftigt, die wichtig für die Sicherheit von Patienten sind: Wie werden die Assistenzärzte ausgebildet? Wo kann ich Fehler melden, ohne dass es dem Melder an den Kragen geht? Wie kann man vermeiden, dass immer wieder dieselben Fehler passieren? Vor zwei Jahren kam er schließlich zum MDS. Er berät den Spitzenverband zu Themen der Patientensicherheit und hält zahllose Vorträge im Jahr dazu, mal vor medizinischen Fachgesellschaften, mal vor Krankenhausbelegschaften. Kurz: Max Skorning hat Übung darin, die komplexe Materie verständlich zu erklären. Er sagt: Die Liste der Risiken, am besten noch mit einer Rangfolge, sei im Prinzip eine gute Idee. Aber praktisch leider unmöglich. Denn eine solche Liste müsste für jeden Patienten anders aussehen. Er überlegt, wie er das verdeutlichen kann, und erzählt mir schließlich von einer Studie, die 2012 im *Lancet*, einer der renommiertesten medizinischen

Fachzeitschriften der Welt, erschienen ist.[6] Darin wurde untersucht, wie viele Menschen ganz allgemein an Operationen in Europa sterben. Das Ergebnis war viel höher als angenommen. Es lag durchschnittlich bei 4,5 Prozent. In Deutschland waren es 2,5 Prozent. »Das ist eine interessante Zahl«, sagt Skorning. »Aber dem einzelnen Patienten nützt sie nichts. Sie ist ein statistischer Wert. Für viele Eingriffe und Patienten ist der Prozentsatz um ein Vielfaches zu hoch, für andere Fälle zu gering.«

Um das individuelle Risiko für eine bestimmte Person bei einem bestimmten Eingriff einschätzen zu können, seien drei Fragen wichtig. Erstens: Um was für eine OP geht es? Zweitens: Um was für einen Menschen geht es? Zum Beispiel: Wie alt ist er? Ist er gesund und sportlich? Oder bettlägerig? Raucht er? Hat er Übergewicht? Und drittens: Welche Krankheiten hat dieser Mensch? Hat er vielleicht zusätzlich zu seinem akuten Problem noch Diabetes oder Herzprobleme oder Krebs? »Schön wäre ja so eine Art Kalkulator«, sagt Skorning, »in den Sie alle wichtigen Parameter eingeben könnten, und dann käme heraus, Lieschen Müller hat bei der Operation A ein Risiko von B, die Komplikation C zu erleiden. Gibt's aber nicht. Kann man noch mit berühmt werden.«

»Dann kann man gar nichts Allgemeines sagen?«, frage ich. »Doch«, sagt Skorning. »Es gibt natürlich ganz allgemeine Operationsrisiken und Studien zur Häufigkeit von bestimmten Komplikationen.« Bevor er mir die nenne, wolle er aber noch ein paar Punkte zur Einordnung sagen:

Erstens: Je größer der Eingriff, desto höher sei das Risiko, dass eine »allgemeine Komplikation« auftrete. Bei kleinen Eingriffen, wie zum Beispiel der Entfernung eines Muttermals bei örtlicher Betäubung, sei die Wahrscheinlicht extrem gering, dass der Patient Komplikationen erleide. Bei anderen Eingriffen sei eine Vollnarkose nötig, lange Operationszeiten, die Entfernung von Organbestandteilen oder das Einbringen von Fremdkörpern in den Körper. Je länger und aufwendiger ein Eingriff sei, desto belastender sei das für den Patienten. Und desto höher sei auch das Risiko, dass es zu Komplikationen komme. Zweitens: Ein Operationsrisiko sei außerdem umso höher, je älter und kränker ein Patient sei. »Stellen Sie sich vor, ein 83-jähriger, schwer herzkranker Mann soll wegen eines Tumors operiert werden, der ihn noch lange nicht gesundheitlich belasten wird. Da klingen bei mir alle Alarmglocken. Jede OP belastet das Herz-Kreislauf-System, und für einen so kranken Mann ist das Risiko von Komplikationen wirklich hoch. Steckt der Mann das noch weg? Oder stirbt der uns bei der OP? Lässt man ihn nicht besser in Ruhe – Nutzen und Risiken muss man in diesem Fall extrem gründlich abwägen.« Skorning überlegt. Dann sagt er: »Ich gebe Ihnen ein vielleicht noch plakativeres Beispiel: Nehmen Sie einen jungen, fitten Mann Mitte dreißig. Der hat sich den Arm gebrochen. Der Bruch ist so unglücklich, dass der Mann einen schiefen Arm haben wird, wenn ich den Arm nur eingipse. Richte ich den Bruch operativ, wird der Mann einen geraden Arm haben. In seinem Alter ist das von Bedeutung. Die Operationsrisiken dagegen fallen bei ihm – hier bei uns in Deutschland – kaum ins Gewicht. Ich würde ihm bei der Aufklärung sagen, der Nutzen überwiegt die Risiken bei Weitem. Ganz anders bei einer alten, zuckerkranken, dementen Dame, die schon mehrere Bypass-Operationen hinter sich hat. Die Risiken der Operation sind bei ihr viel höher zu bewerten als der Nutzen, dass für die letzten fünf oder zehn Jahre ihres Lebens der Arm perfekt gerade ist. Diese Risiko-Nutzen-Abwägung ist der zentrale Punkt. Da wünsche ich mir oft, dass Ärzte ihre Patienten kompetenter und besser beraten. Die wichtigste Frage lautet: Ist der zu erwartende Nutzen es wirklich wert, dass der Patient die Risiken in Kauf nimmt, ja oder nein? Wenn es gute Alternativen zur OP gibt, wenn die OP also nicht unbedingt nötig ist, müssen die Risiken meiner Meinung nach umso mehr betont werden.«

Max Skorning rät Patienten ausdrücklich dazu, ihre Ärzte nach Nutzen und Risiken des bevorstehenden Eingriffs zu fragen. Und zwar nicht erst beim offiziellen Aufklärungsgespräch, das häufig nur einen Tag vor dem Eingriff stattfinde. »Dann fehlt die Zeit, sich mit den Informationen auseinanderzusetzen.« Viele Patienten fühlten sich außerdem durch den nahen OP-Termin unter Druck gesetzt, der Operation zuzustimmen, selbst dann, wenn sie Zweifel an dem Eingriff hätten. Dementsprechend sei es ratsam, das Gespräch mit der Ärztin oder dem Arzt so früh wie möglich zu suchen.

Viele Ärzte, mit denen ich gesprochen habe, gaben zu, dass solche Beratungen oft zu kurz kämen. Im Klinikalltag sei dafür meist keine Zeit, erklärten sie. Einer sagte mir, er würde sich enorm entlastet fühlen, wenn ein Patient ihm anböte, dass er auch noch mal wiederkommen könne für das Gespräch. »Dann finde ich oft noch ein kleines Zeitfenster und kann mich außerdem vorbereiten.« Das gilt natürlich auch für den Patienten. Im Kapitel »Notnägel für Patienten« finden Sie eine Checkliste mit den wichtigsten Fragen zu Ihrer Operation.

Ebenfalls zur Vorbereitung auf ein solches Gespräch soll die folgende Aufzählung und Erläuterung der häufigsten allgemeinen Komplikationen dienen, die ich mithilfe mehrerer Ärzte zusammengestellt habe. Einige der Komplikationen sind nicht scharf voneinander zu trennen oder haben Schnittmengen. So entsteht zum Beispiel die Lungenembolie aus einer Thrombose. Ich habe mich trotzdem entschieden, beide Begriffe separat aufzuführen: Von beiden Komplikationen haben die meisten Patienten schon einmal gehört. Aus diesem Grund wollte ich, dass die Begriffe auffindbar bleiben und nicht unter einem Oberbegriff verschwinden, der für Ärzte sicher korrekter, aber für den Laien schwer verständlich ist. Angaben zur Häufigkeit der Komplikationen habe ich aussagekräftigen Studien entnommen. Sie stammen meist aus den USA oder Großbritannien. Das bedeutet, dass Unterschiede zum deutschen Gesundheitssystem möglich sind.

Ausbleiben des Erfolges

Für Max Skorning eines der häufigsten und wichtigsten Risiken einer Operation: Der versprochene Erfolg bleibt aus. Die Schmerzen und sonstige Beschwerden bleiben. Möglicherweise sind sie schlimmer als zuvor, weil durch die OP Nerven gereizt oder verletzt, Muskeln geschädigt, Fremdkörper implantiert wurden.»Eine Operation kann nur Erfolg haben«, sagt Skorning, »wenn die Diagnose sorgfältig gestellt wurde und die Indikation zur OP stimmig ist.« Hartwig Bauer aus dem Vorstand der Deutschen Gesellschaft für Chirurgie nennt dafür ein Beispiel: Menschen mit Rückenschmerzen würden viel zu oft geröntgt. Auf den Röntgenbildern sehe man dann häufig Auffälligkeiten an den Bandscheiben. Sobald der Bandscheibenschaden scheinbar dingfest gemacht worden sei, würden die Patienten operiert. Wenn sie aufwachten, seien Ihre Rückenschmerzen so schlimm wie zuvor.»Weil in vielen Fällen die auffälligen Bandscheiben gar nicht die Ursache der Schmerzen sind, sondern die Muskulatur. Das aber sieht man auf dem Röntgenbild nicht.« Es sei wichtig zu wissen: Viele Menschen hätten irgendwelche Auffälligkeiten an den Bandscheiben und litten nicht unter Rückenschmerzen. Die Diagnose bei Rückenschmerz-Patienten sei deshalb keineswegs einfach und müsse sorgfältig erarbeitet werden.»In diesem Zusammenhang«, sagt Hartwig Bauer, »ist es bedauerlich, dass gerade für die Diagnosestellung meist viel zu wenig Zeit da ist.«

Anästhesie-Komplikationen

Der Gedanke an die Narkose lässt viele Menschen erschaudern. Das hat einerseits mit der vagen Sorge zu tun, dass man im Tiefschlaf Menschen ausgeliefert ist, die man nicht kennt. Andererseits haben viele OP-Patienten die sehr konkrete Angst, aus der Narkose nicht mehr aufzuwachen. Das war lange nicht unbegründet. Die Narkose war früher ein großer Risikofaktor bei einer Operation. In den letzten Jahrzehnten ist aber die Wahrscheinlichkeit, bei der gefürchteten Vollnarkose »wegzubleiben«, drastisch gesunken. Während 1940 noch zwischen 64 und 100 von 100 000 Operierten an den Folgen einer Narkose starben, liegt die Rate heute laut einer großen internationalen Studie gerade noch bei 0,4 bis 1 von 100 000.[7] Diese Zahl bezieht sich allerdings auf Kinder und Erwachsene, die insgesamt in einem guten gesundheitlichen Zustand sind. Auf dem Deutschen Anästhesie-Kongress 2014 wurde auch erstmals eine große Studie für Deutschland präsentiert. Ärzte hatten Daten von 1,36 Millionen Patienten analysiert, die eine Vollnarkose erhalten hatten. Es waren nur Patienten ausgesucht worden, die in einem guten gesundheitlichen Zustand waren. Das Ergebnis der Studie: Bei etwa 7 von einer Million Narkosen kam es zu schwerwiegenden Komplikationen. Mit Komplikationen war gemeint: schwere Dauerschäden oder Tod.[8]

Andere Untersuchungen haben gezeigt, dass die Todesrate bei älteren, vor allem aber bei schwer kranken Menschen stark ansteigt. So hat ein schwer kranker Patient ein hundertfach höheres Risiko, unter der Anästhesie zu sterben, als ein Gesunder. Die Wahrscheinlichkeit liegt bei 55 pro 100 000 – im Gegensatz zu 0,4 pro 100 000 bei dem Gesunden.

Blutungen

Bei jeder Operation werden Blutgefäße verletzt. Sind die Wunden klein, tritt nur wenig Blut aus. Sie heilen fast immer von allein: Die körpereigenen Gerinnungsstoffe verdicken das Blut und verschließen die Wunden (ein Sonderfall sind hier Patienten mit Gerinnungsstörungen). Werden größere Blutgefäße geöffnet, kommt es zu starken Blutungen. Der Operateur muss dann eingreifen und die Blutung stoppen. Das tut er meist, indem er entweder die Gefäße zunäht oder sie mit einem elektrischem Gerät, dem Kauter, verödet. Manchmal dauert es, bis es gelingt, eine große Blutung zu stillen. Ist der Blutverlust sehr hoch, kann der Blutdruck abfallen. Der Kreislauf des Patienten wird möglicherweise instabil. Die schwerwiegendste Komplikation ist der (sehr seltene) lebensgefährliche Schock.

Auch nach einer OP kann es zu Blutungen kommen, direkt im Anschluss an den Eingriff oder auch erst ein paar Tage später. Diese Nachblutungen treten zum Beispiel auf, wenn der Operateur die Blutungen nicht vollständig gestoppt hat oder wenn sich Blutgefäße nachträglich wieder öffnen. Die meisten haben von diesem Problem schon einmal im Zusammenhang mit Mandelentfernungen gehört. Sind die Nachblutungen gering, sind sie harmlos. Patienten bemerken sie oft gar nicht. Größere Blutungen lassen das Gewebe anschwellen, treten zum Teil durch die OP-Wunde aus und können auch als blaue Flecken sichtbar werden. Bei starkem Blutverlust muss das verletzte Gefäß bei einer weiteren Operation erneut verschlossen werden. Manchmal sind Blutkonserven nötig, um die Blutmenge wieder aufzufüllen.

Herz-Kreislauf-Versagen

Operative Eingriffe sind grundsätzlich eine Belastung für Herz und Kreislauf. Je massiver der Blutverlust und je länger der Eingriff, desto größer die Belastung. Die schwerstmöglichen Folgen sind ein Herz-Kreislauf-Versagen, Kammerflimmern oder Herzstillstand. In diesem Fall wird die Operation Nebensache. Ein Reanimationsteam wird versuchen, das Herz wieder zum Schlagen zu bringen. Nicht immer mit Erfolg. Eine solche Komplikation ist extrem selten bei Kindern und jungen, gesunden Erwachsenen. Bei betagten Patienten ist das anders. Aussagekräftige Zahlen dazu sind schwierig zu bekommen. Eine groß angelegte amerikanische Studie kam zum Beispiel zu dem Ergebnis, dass etwa 2 Prozent der untersuchten über 80-Jährigen bei der OP oder im Zeitraum von 30 Tagen danach einen Herzstillstand erlitten. Dieser Durchschnittswert schließt aber viele verschiedene Operationen ein. Auch wurde dabei nicht berücksichtigt, wie gesund oder krank die operierten Patienten waren.[9]

Schock

Auch der sogenannte »Schock« ist lebensgefährlich und selten. Man kann sagen, der Schock ist eine verhängnisvolle und komplizierte Kettenreaktion auf einen Alarmzustand im Körper. Ein solcher Alarmzustand im Operationssaal kann verschiedene Ursachen haben: starker Blutverlust, Herzfunktionsstörungen, Allergien auf Medikamente, Nervenverletzungen. Die Folgen sind letztlich immer die gleichen: Der Blutdruck fällt. Es zirkuliert zu wenig Blut in den feinen Blutgefäßen. Gewebe und lebenswichtige Organe werden bei einem Schock nicht mehr genügend durchblutet, Sauerstoffmangel entsteht. Hat die Behandlung keinen Erfolg, führt Multiorganversagen zum Tod. Eine OP kann auch einen septischen Schock auslösen, der dann einige Zeit nach dem Eingriff auftritt.

Thrombose

Bei einer Thrombose verstopft ein Blutgerinnsel eine Vene. Diese Gefahr ist nach einer Operation deutlich erhöht. Das liegt unter anderem daran, dass man sich nach einer OP wenig bewegt und viel liegt. Hinzu kommt, dass der Körper nach einer Operation mehr Gerinnungsstoffe produziert als sonst. Das Blut wird dicker, es gerinnt leichter. Das ist im Prinzip sinnvoll, weil dadurch der Blutverlust geringer wird. Der Nachteil ist die Gefahr von Thrombosen. Die Prävention hat jeder Operierte schon erlebt: Stützstrümpfe und Heparin-Spritze, aber auch möglichst schnell wieder raus aus dem Bett und sich bewegen.

Kommt es dennoch zu einer Thrombose, passiert das oft unbemerkt. Ein Blutgerinnsel in einer Beinvene fühlt sich manchmal an wie ein Muskelkater, wie ein innerer Druck. Das Bein kann angeschwollen sein, muss es aber nicht. Die Thrombose wird deshalb so gefürchtet, weil sie eine Lungenembolie auslösen kann.

Lungenembolie

Eine Lungenembolie ist die Verstopfung einer Lungenarterie. Meist mit einem Blutgerinnsel, das seinen Ursprung in einer Venenthrombose hat. Zu einer Lungenembolie kann es kommen, wenn sich ein Blutgerinnsel aus der Venenthrombose, zum Beispiel im Bein, löst. Es schwimmt mit dem Blutstrom zur rechten Herzhälfte und von dort in die Lunge. Die Arterien der Lunge sind ähnlich aufgebaut wie ein Baum: Die Hauptarterien sind groß, sie verästeln sich und werden immer dünner. Irgendwo auf dem Weg durch die feinen Lungenarterien bleibt das Gerinnsel stecken. Das Lungengewebe, das an die blockierte Arterie angeschlossen ist, nimmt nun kein Blut mehr auf. Je größer dieser Teil ist, desto mehr Blut konzentriert sich im funktionierenden Lungenteil. Der Blutstrom verlangsamt sich. Weitere Gerinnsel können sich bilden. Es gibt einen Blutstau zum Herzen hin. Das Herz muss nun gegen einen Widerstand anpumpen. Gleichzeitig fehlt dem Körper Sauerstoff, weil die Lunge nicht mehr voll funktionstüchtig ist. Lungenembolien können in verschiedenen Schweregraden vorliegen. Leichte Lungenembolien werden oft nicht bemerkt. Ist die Embolie stärker ausgeprägt, bemerken viele Patienten eine starke Kurzatmigkeit. Bei schweren Lungenembolien kann die rechte Herzhälfte dem Druck nicht mehr standhalten und versagt. Ohne Therapie ist das tödlich. Aber auch eine sofortige Therapie kann das Leben des Patienten nicht immer retten.

Eine große amerikanische Studie, in der über eine halbe Million Patienten nach 21 verschiedenen Operationen beobachtet wurden, kam zu dem Ergebnis, dass rund 2,5 Prozent im Anschluss an die OP eine Lungenembolie erlitten.[10] Eine sogenannte »Übersichtsarbeit« aus den USA, für die mehrere große Studien ausgewertet wurden, ergab eine Rate von 1,6 Prozent. Bei 0,9 Prozent endete die Lungenembolie tödlich.[11] In der Übersichtsarbeit werden auch verschiedene OP-Disziplinen aufgeführt. Diese Liste macht deutlich, dass die Wahrscheinlichkeit einer Lungenembolie je nach Eingriff stark variiert. Nach Operationen an Brust, Bauch und Kopf liegt sie weit unter 1 Prozent. Bei orthopädischen Operationen dagegen ist das Risiko, eine Lungenembolie zu erleiden, deutlich höher. Die Wahrscheinlichkeit, daran zu sterben, liegt aber ebenfalls unter einem Prozent.

Andere Lungenkomplikationen

Nach langen und größeren Eingriffen ist auch das Risiko für eine Reihe weiterer Lungenkomplikationen erhöht. Dazu gehören der Kollaps von Lungengewebe oder eines ganzen Lungenflügels, kleinere oder größere Lungenödeme und im schlimmsten Fall das akute Lungenversagen, das sich aus verschiedenen Schäden der Lunge entwickeln kann. Ärzte sprechen dann von ARDS, dem »Acute Respiratory Distress Syndrome«. ARDS kann in unterschiedlichen Schweregraden vorliegen. Die Patienten leiden unter Atemnot und versuchen, den Sauerstoffmangel durch schnelle Atmung auszugleichen. Das Herz beginnt zu rasen. Wenn das ARDS stark ausgeprägt ist, wird der Kranke bewusstlos und erleidet häufig einen Schock. Wenn durch den Schock Organe versagen, kann ARDS tödlich sein. Je nach Studie stirbt ein Drittel bis die Hälfte der Erkrankten.[12]

Lungenkomplikationen nach Operationen betreffen laut unterschiedlichen Forschungsarbeiten zwischen 3 und 5 Prozent aller Operierten. ARDS ist deutlich seltener. Das lebensgefährliche Syndrom trifft laut den Autoren einer groß angelegten amerikanischen Studie etwa 2 von 1000 Operierten.[13]

Nervenverletzungen

Bei vielen Operationen können Nerven geschädigt werden. Das kann unter anderem bei der Lagerung des Patienten auf dem OP-Tisch passieren. Häufig sind dann die Nerven des Arms betroffen, der wegen des Venenkatheters ausgestreckt gelagert wurde. Im Operationsgebiet selbst können Nerven durch Druck oder Zerrung oder Schnitt verletzt werden. Die Folgen hängen davon ab, welcher Nerv betroffen ist und wie stark. Möglicherweise spürt der Patient ein Kribbeln in dem Gebiet, das betroffen ist, aber der Bereich kann auch komplett gefühllos sein. Sogar Lähmungen kommen vor. Wenn die Schäden nicht zu groß sind, erholt sich der Nerv. Manchmal dauert das allerdings Jahre. Manche Verletzungen bleiben und müssen gegebenenfalls erneut operiert werden.

Infektionen

Krankenhaus-Infektionen (im Fachjargon »nosokomiale« Infektionen) sind Infektionen, die man im Krankenhaus bekommt. Das heißt: Ein Patient geht ohne Infekt in eine Klinik und erkrankt dort daran. Die Infektionen werden meist durch Bakterien hervorgerufen.

Nur selten handelt es sich um exotische, besonders gefährliche Bakterien, sondern fast immer um ganz gewöhnliche, die praktisch überall vorkommen. Viele von diesen Erregern tragen wir auf der Haut, in Mund, Nase oder Darm ständig mit uns herum. Probleme machen sie nur, wenn sie in Bereiche unseres Körpers vordringen, wo sie nicht hingehören: zum Beispiel in Wunden, in die Blutbahn, in die Knochen, in die Harnblase oder in die Lunge. Im Alltag passiert das selten. Im Krankenhaus aber werden diesen Erregern regelrecht Einfallstore gebaut: Haut wird aufgeschnitten, Organe werden geöffnet, Katheter und Beatmungsschläuche gelegt. So können sie in normalerweise keimfreie Zonen vordringen. Je kränker der Patient ist, desto geschwächter ist sein Immunsystem. Je schwächer das Immunsystem, desto leichter haben es die Bakterien. Sie können unter anderem Wundinfektionen, Harnwegsinfekte, Lungenentzündungen und eine lebensgefährliche Blutvergiftung auslösen, die Mediziner »Sepsis« nennen.

All diese Infekte werden bei den Aufklärungsgesprächen oft vernachlässigt. Dabei gehören sie zu den häufigsten Risiken und Nebenwirkungen einer OP beziehungsweise eines Krankenhausaufenthaltes. Wie häufig Krankenhausinfektionen auftreten, darüber streiten sich viele Experten. Es gibt keine allgemeine Meldepflicht für Krankenhausinfektionen in Deutschland. Deshalb gibt es auch keine absoluten Zahlen. Das nationale Referenzzentrum (NRZ) für Surveillance von nosokomialen Infektionen geht davon aus, dass sich pro Jahr in Deutschland zwischen 400 000 und 600 000 Patienten an Keimen im Krankenhaus infizieren. 15 000, so die Schätzung des NRZ, sterben daran. Die Deutsche Gesellschaft für Krankenhaushygiene (DGKH) kommt aufgrund anderer Berechnungsmethoden auf viel höhere Zahlen: Sie geht davon aus, dass sich pro Jahr zwischen 800 000 und 1 000 000 Patienten in Krankenhäusern infizieren und 20 000 bis 30 000 daran sterben. Wie viele der Infekte direkt auf das Konto von Operationen gehen und wie viele erst später bei der Pflege oder im Kontakt mit anderen Patienten auftreten, ist unklar.

Die Folgen von Krankenhausinfektionen sind unterschiedlich. Sie hängen davon ab, wie fit das Immunsystem des Patienten ist, wie schwer der Infekt ist und wo er auftritt.

Wundinfektionen

Wundinfektionen machen in Deutschland etwa 24 Prozent der Krankenhausinfektionen aus.[14] Nach den Daten des Krankenhaus-Infektions-Surveillance-Systems (KISS) von 2008 trifft diese Art der Komplikation in Deutschland 1,65 von 100 Operierten. Das ist natürlich ein Durchschnittswert. Das Risiko ist von OP zu OP verschieden und kann unter oder erheblich über dem Durchschnitt liegen.

Laut European Center for Disease Prevention and Control (ECDC) ist das Risiko bei orthopädischen Eingriffen am geringsten, es liegt bei unter 1 Prozent.[15] Bei offenen Bauchoperationen ist es am höchsten. Eine der wenigen deutschen Studien kam kürzlich zu dem Ergebnis, dass bei offenen Bauchoperationen das Infektionsrisiko bei rund 16 Prozent liegt.[16] Bei dieser Zahl ist zu bedenken, dass die Eingriffe unter extrem kontrollierten Bedingungen abgelaufen sind. Der Mediziner, der diese Studie geleitet hat, sagte mir, dass »alles nur Erdenkliche getan wurde«, um Infektionen zu verhindern. Im Krankenhausalltag kann die Infektionsrate also auch höher als 16 Prozent sein – je nachdem, in welchem Krankenhaus ein Patient operiert wird.

Leichte Wundinfekte heilen durch die Einnahme eines Antibiotikums meist schnell ab. Schwere Infekte aber sind schmerzhaft, verzögern die Genesung enorm und enden manchmal dramatisch. Vor allem, wenn die Bakterien gegen viele Antibiotika resistent sind oder in Bereiche gelangen, in die das Antibiotikum nicht oder nur schwer vordringt. Ich habe vor fünf Jahren eine Patientin interviewt, deren Unterschenkelknochen sich bei einer Knieoperation infiziert hatte. Die Bakterien waren über eine chirurgische Schraube in das Innere des Knochens gelangt. Die Entzündung ist chronisch geworden. Sie hat mehr als 40 Operationen hinter sich, bei denen abgestorbenes Gewebe entfernt wurde. Sie kann nicht mehr arbeiten, schluckt bis heute ständig starke Schmerzmittel und macht regelmäßig Antibiotika-Therapien. Sie und ihr Mann hätten gerne Kinder gehabt, aber die dauernde Medikamentenzufuhr machte das unmöglich.

Inzwischen denkt die 46-jährige an die Amputation des Beines.

Blasenentzündungen (oder Harnwegsinfekte)

Diese Erkrankungen entstehen meist durch dauerhafte Urinkatheter. Sie machen laut einer aktuellen deutschen Studie rund 23 Prozent aller Infektionen in deutschen Krankenhäusern aus.[17] Harnwegsinfekte können harmlos sein und schnell abheilen. Schwere Infekte sind jedoch hartnäckig, bleiben bis zu drei Wochen und können von Fieber begleitet sein. Selten gelangen Erreger in die Blutbahn und lösen eine Blutvergiftung aus.

Lungenentzündungen

Lungenentzündungen machen etwa 20 Prozent der Krankenhausinfektionen aus. Zieht man sich diese schwere Erkrankung außerhalb des Krankenhauses zu, ist sie in den meisten Fällen recht gut zu therapieren. Infiziert man sich damit in einer Klinik, ist die Prognose deutlich düsterer: Die meisten Studien geben eine Todesrate zwischen 15 und 20 Prozent an. Das liegt daran, dass die Erreger in den Krankenhäusern oft gegen viele Antibiotika resistent sind.

Lungenentzündungen treten häufiger bei älteren Patienten auf. Auch die Art der Operation spielt für das Risiko dieser Komplikation eine Rolle. Bei Eingriffen am Brustkorb ist die Wahrscheinlichkeit einer Lungenentzündung besonders hoch. Das liegt daran, dass die Patienten häufig nicht mehr so tief ein- und ausatmen – meist, weil sie Schmerzen vermeiden wollen. Das wiederum beschleunigt die Entzündung des Lungengewebes.

Sepsis (umgangssprachlich Blutvergiftung)

Dies ist die schwerste Form einer Infektion. Sie trifft nach Angaben der Deutschen Sepsishilfe in Deutschland jedes Jahr 154 000 Menschen. Dazu kommt es, wenn sich die Bakterien – zum Beispiel ausgehend von einem Wundinfekt oder einer Lungenentzündung – über die Blutbahn im ganzen Körper ausbreiten. Daraus kann eine lebensgefährliche Erkrankung entstehen. Eine schwere Sepsis geht in 45 Prozent aller Fälle tödlich aus. Ein septischer Schock führt bei sechs von zehn Patienten zum Tod. Nach den Zahlen des Zentrums für Sepsis und Sepsisfolgen am Universitätsklinikum Jena (CSCC) sterben in Deutschland jährlich 33 000 Patienten an den Folgen einer Sepsis, die sie sich im Krankenhaus zugezogen haben.

Wundheilungsstörungen

Damit eine Wunde heilt, muss im Körper einiges richtig laufen. Eine Vielzahl von Prozessen muss funktionieren und korrekt ineinandergreifen. Dann wird das zerstörte Gewebe ersetzt und die Wunde geschlossen. Fällt irgendein kleines Rädchen im Wundreparaturbetrieb aus oder wird von außen gestört, kommt es zu einer Wundheilungsstörung. Eine Wunde heilt dann zu langsam, nicht vollständig oder manchmal auch: fast gar nicht. Die Ursachen für Wundheilungsstörungen nach einer Operation sind vielfältig. Manche Risikofaktoren bringt die OP selbst mit sich: Die Schnittführung spielt eine Rolle, die Art, wie die Wunde genäht oder anderweitig verschlossen wird. Andere Risikofaktoren bringt der Patient mit. Wichtig für die Wundheilung ist zum Beispiel die Durchblutung, und die nimmt im Laufe des Lebens ab. Menschen ab einem Lebensalter von 65 Jahren haben deshalb viel häufiger Wundheilungsstörungen als Kinder oder jüngere Erwachsene. Auch für Raucher und Diabetiker ist das Risiko einer Wundheilungsstörung stark erhöht. Übergewicht oder Mangelernährung, einige Medikamente und ein schwaches Immunsystem – egal, wodurch es entstanden ist – verschlechtern ebenfalls die Wundheilung. Extrem problematisch wird es, wenn sich eine ohnehin schlecht heilende Wunde entzündet. Eine Entzündung, also eine Infektion mit Bakterien, kann aber auch erst der Grund der Heilungsstörung sein.

Eine schlecht heilende Wunde ist für die Betroffenen psychisch oft schwer zu ertragen. Der Krankenhausaufenthalt zieht sich in die Länge. Ist die Wunde infiziert, folgen Antibiotikatherapien und eventuell weitere Operationen, um Eiter und abgestorbenes Gewebe zu entfernen. Manchmal müssen Glieder amputiert werden. Es gilt, um jeden Preis zu verhindern, dass sich die Infektion über die Blutbahn im gesamten Körper ausbreitet. Dann droht eine lebensgefährliche Sepsis.

Postoperatives Delirium oder Durchgangssyndrom

Ein postoperatives Delirium ist ein Verwirrungszustand, der nach einer Operation auftritt. Er beginnt meist wenige Tage nach dem Eingriff. Oft ist der Operierte zunächst gereizt, zeigt dann unterschiedliche Formen von Verwirrung. Viele Menschen mit »Delir«, wie es häufig verkürzt genannt wird, sind orientierungslos und verängstigt. Sie haben Wahnvorstellungen, reden wirr, können sich schwer oder gar nicht konzentrieren, wissen nicht mehr, wo sie sind, wie sie heißen oder wie alt sie sind. Es gibt zwei unterschiedliche Formen, die sich aber oft mischen. Das hyperaktive Delirium ist auffälliger: Die Kranken nesteln an sich herum, sind unruhig, reißen an Kathetern und Verbänden. Die hypoaktiven Kranken ziehen sich in sich zurück und wirken teilnahmslos.

Das postoperative Delirium ist lange unterschätzt worden. Heute weiß man, dass je nach Schwere der Operation und Alter der Patienten zwischen 10 und 50 Prozent aller Operierten nach dem Eingriff unter einem Delir leiden. Ältere Menschen über 65 sind häufiger betroffen als jüngere. Auf Intensivstationen sind acht von zehn der älteren Patienten betroffen. Die Verwirrungszustände können nach ein paar Tagen verschwinden, aber auch über Monate anhalten. Jüngere Menschen, die ein Delir hinter sich haben, berichten über Schwierigkeiten, sich wieder im Arbeitsleben zurechtzufinden. Ein Viertel der älteren Verwirrten stirbt innerhalb von sechs Monaten.[18]

Wodurch das Delir während oder nach der Operation ausgelöst wird, ist noch nicht ganz geklärt. Zur Therapie werden Medikamente eingesetzt. Die Kranken brauchen viel Zuwendung.

Narbenbildung

Narben lassen sich nach Operationen oft nicht vermeiden. Je nach Eingriff, Schnitt- und Nahttechnik sind diese Erinnerungen an die OP größer oder kleiner. Sie werden in der Regel mit der Zeit unauffälliger und verblassen. Manchmal neigen Patienten aber zu starker Narbenbildung. Je nachdem, wo die Narbe ist, kann das optisch stören. Hinzu kommt, dass solche Narben manchmal jucken und spannen. Problematisch sind Narben, die auf Nerven drücken. Das ist eine gefürchtete Komplikation nach Rückenoperationen.

Zusammenfassend lässt sich Folgendes festhalten: Wie hoch ein Operationsrisiko für einen bestimmten Patienten ist, hängt von vielen Aspekten ab. Eine wichtige Rolle spielt das Alter des Patienten. Viele allgemeine Risiken sind bei Kindern seltener als bei Erwachsenen. Bei älteren Erwachsenen ist die Wahrscheinlichkeit von Komplikationen höher als bei jüngeren. Ein amerikanisches Forscherteam konnte 2005 zeigen, dass 20 Prozent der über 80-Jährigen während oder nach einer OP zum Teil schwere oder sogar lebensgefährliche Komplikationen erleiden.[19]

Wichtig für die Risikoabschätzung ist auch, ob der Patient oder die Patientin schwere Vorerkrankungen hat. Ein grundsätzlich gesunder und sportlicher Mensch wie Karl Seiters wird nur im seltensten Fall lebensbedrohliche Komplikationen erleiden. Das sieht anders aus bei Patienten, deren Gesundheit ohnehin angeschlagen ist, die zum Beispiel Diabetes haben, Bluthochdruck oder eine Krebserkrankung. Auch Übergewicht und Rauchen schrauben das persönliche Risiko in die Höhe. Natürlich hängt die Wahrscheinlichkeit von Problemen auch sehr von der Art der Operation ab und von dem Arzt, der sie ausführt.

Professor Hartwig Bauer, mit dem ich lange über Operationsrisiken gesprochen habe, beschloss damals das Thema mit folgenden Worten: »Sie müssen bedenken, dass statistische Werte im Ernstfall ihre Bedeutung verlieren. Egal wie klein ein Risiko zunächst scheinen mag: Wen es trifft, den trifft es immer zu 100 Prozent. Wenn eine Operation unnötig ist, sind die Risiken inakzeptabel.« Es ist eine alte Wahrheit: Eine Operation sollte das letzte Mittel der Wahl sein. Das aber ist in Deutschland nicht immer der Fall.

7.
Willkommen in der Fabrik

Journalisten sind darauf angewiesen, dass man ihnen Zutritt zu Kreisen gewährt, die eigentlich lieber unter sich bleiben. Was man dort erlebt, kann viele Wochen der Recherche im Nachhinein entwerten oder aber erst begreifbar machen. Je mehr ich las, je mehr Ärzte mir von ihrem Arbeitsalltag erzählten, desto dringender wollte ich mir den ganz normalen Betrieb in einem OP-Trakt ansehen. Mäuschen spielen, für ein paar Tage. Das undercover zu tun war ausgeschlossen. Hamburger wenden als vermeintlicher Hilfsarbeiter bei McDonald's mag angehen. Aber im Operationssaal braucht man selbst für Hilfsdienste eine medizinische Ausbildung oder zumindest Grundkenntnisse, die ich nicht habe. Mir blieb nur der offizielle Weg: als Journalistin Zutritt zu erbitten. Die Absagen der meisten Chefärzte und Klinikbetreiber waren vehement. Im Nachhinein betrachtet, lag darin wahrscheinlich meine Chance. Je drängender ein Problem, desto eher kann man damit rechnen, dass jemand darüber reden will. Ich hatte Glück. Nach ein paar Wochen geriet ich über Umwege an einen Chefarzt der Orthopädie, der mir den Weg in seine Klinik ebnete.

Ein paar Wochen später stehe ich um 7 Uhr morgens in der Umkleidekabine vor den Operationssälen einer Klinik im äußersten Westen Deutschlands. Der Schrank vor mir enthält grüne Hosen und Hemden in verschiedenen Größen, Pappkartons voller Schutzhauben für Haare und Mund. Gummischuhe in Grün, Orange und Weiß bedecken den Boden. Haben die verschiedenen Farben etwas zu sagen? Kann ich da einfach welche wegnehmen? Was mache ich mit meiner »Zivilkleidung«? Ich schaue mich um, versuche mir von den anderen abzuschauen, was zu tun ist. Müde Mütter, verschwitzte Fahrradfahrerinnen und schicke Damen verwandeln sich in Minuten in grüne Frauen. Es riecht nach Desinfektionsmittel. Unaufhörlich zischt die Schleusentür, die zu den Operationssälen führt. Geredet wird kaum. Weil ich nicht hierher gehöre? Plötzlich zweifele ich am Sinn dieser Aktion: Vermutlich weiß jeder in den OPs, dass heute die Presse da ist. Was soll dabei herauskommen?

Eine grüne Frau erbarmt sich meiner. Sie sucht mir verschiedene Kleidungsstücke zusammen, legt mir den richtigen Mundschutz heraus, stellt mir ein Paar grüne Gummiklotschen hin. »Eva« steht in beiden Schuhen. »Egal«, sagt die grüne Frau, »Eva ist nicht da.« Es dauert eine Weile, bis ich mich umgezogen habe. Ich bin nervös. Wie den meisten Menschen wird mir beim Anblick von viel Blut flau im Magen. Aber noch mehr fürchte ich mich vor den Geräuschen und Gerüchen.

Bevor ich die Umkleide verlasse, überfliege ich zum dritten oder vierten Mal den Operationsplan für den Tag, den mir die Sekretärin des Chefarztes ausgedruckt hat. Auf dem Programm stehen mehrere Knie- und Hüftprothesen-Eingriffe, Bandscheibenoperationen und eine große Rücken-OP, die viele Stunden dauern wird. Die Sekretärin hatte mir außerdem am Telefon erklärt, bei welchen Eingriffen viel Blut fließen würde: bei den Knieprothesen eher nicht, bei der großen Rücken-OP, nun, vermutlich schon. Es war gut gemeint. Mich haben die Ratschläge trotzdem eher verunsichert. Ihre zwischen den Zeilen verpackte Erwartung, ich würde im Operationssaal zu Boden gehen, hat sich wie eine Käseglocke über mich gestülpt. Ich bin mehr mit mir selbst beschäftigt als mit meinem Umfeld – wegen dem ich ja schließlich hier bin.

Zischend öffnet sich die Schleuse zum OP-Trakt. Dieses Mal für mich. Hinter der Tür nimmt mich der OP-Leiter in Empfang. Freundlich, Mitte dreißig, sportlich, grün. Der Mundschutz baumelt auf seiner Brust. Seinen Namen darf ich nicht nennen. Der Einfachheit halber nenne ich ihn Jan. Jan soll mich von Saal zu Saal führen und den Kollegen vorstellen. »Worum geht es eigentlich in Ihrem Film?«, fragt er, schon im Gehen begriffen. Ich befürchte Ärger, bleibe aber bei der Wahrheit. Der Chefarzt ist schließlich auf dem Laufenden.»Um unnötige Operationen.« Er zieht die Augenbrauen hoch.»Na, dann herzlich willkommen.« Meint er das ironisch? Er führt mich zuerst in die kleine Küche des OP-Traktes.»Waren Sie schon mal im Operationssaal?« Ich bejahe.»Wie war's?«, fragt er.»Na ja«, sage ich unbestimmt. Tatsächlich hatten mich die Bilder tagelang verfolgt.»Kannten Sie die Person, die operiert wurde?« Woher weiß der Mann das? Vor Kurzem habe ich eine Brustkrebs-Operation gefilmt, die Frau hatte ich zuvor ins Herz geschlossen.»Okay«, sagt der OP-Leiter.»Sie werden sehen, dass es etwas anderes ist, wenn Patienten auf dem Tisch liegen, die Sie nicht kennen.« Er stellt mir einen Kaffee hin und sieht den OP-Plan durch.»Lassen Sie uns mit einer Knieprothese anfangen.« Ich bin ihm dankbar.

Die Tür geht auf, und ein kleiner, schmaler Mann mit sehnigen Armen kommt herein. Jan stellt ihn mir als den Chirurgen vor, der die Knieprothese einsetzen wird. Er verspricht mir, alle Fragen zu beantworten, und eilt dann mit quietschenden Gummischuhen davon. Währenddessen wird der erste Saal von zwei Schwestern vorbereitet. Sie rollen Handwagen mit großen Stahlbehältern herein und heben die Deckel ab. Die Schwestern fördern daraus die sterilen Instrumente zutage und sortieren sie routiniert auf mehreren grün abgedeckten Stahltischen: Skalpelle, verschiedenste Haken und Klammern, Knochensägen und Hammer. Für einen Moment bricht Hektik aus. Eine der Schwestern sucht etwas. Die zweite findet. Im Vorraum, vom Operationssaal durch eine Scheibe mit Glasfenster getrennt, wartet bereits der Patient. Er schaut beunruhigt auf sein rechtes Bein: Ein OP-Pfleger hält es hoch, ein anderer wickelt es mit Bandagen blutleer, bevor beide Pfleger zusammen die Blutsperre am Oberschenkel anlegen. Der OP-Plan verrät das Geburtsdatum des Patienten: Er ist gerade fünfzig geworden.

Der erste Schnitt führt längs über die Kniescheibe. Alle sind konzentriert. Nur das Quietschen der Gummischuhe und das Piepsen der Monitore sind zu hören. Der Chirurg legt den Knochen frei und greift zur Säge. Der OP-Leiter steht in meiner Nähe und behält mich im Auge. Ich schaue weg und kann nur hören, wie die Enden von Ober- und Unterschenkelknochen abgetrennt werden. Die Prothesenteile schlägt der Chirurg mit einem Hammer in die Knochen. Der Arzt, der ihm assistiert, bekommt einen Splitter ab. Deshalb also tragen alle Schutzbrillen.

90 Minuten später ist alles vorbei. Die Putzkolonne kommt. Der nächste Patient wartet schon. Danach kurze Frühstückspause in der Küche. Misstrauisch werde ich vom Personal beäugt. »Strammer OP-Plan«, sage ich. Stumm nickende Köpfe. »Was bei drei nicht auf den Bäumen ist …«, sagt eine Schwester und geht. Dann gehen alle. Nur Jan bleibt. »Prothesenoperationen bringen viel«, sagt er und reibt Daumen und Zeigefinger aneinander. »Wenn man die als Haus nicht hat, wird es schwer.«

Die nächste OP ist eine Hüftprothese. Die übernächste ein Eingriff an der Bandscheibe. Da stört mich das Blut schon nicht mehr. Ich schaue hin und kann Knochen, Sehnen und Muskeln erkennen. Die Chirurgen sind handwerkliche Meister, die engagiert ihren Beruf ausüben. Sie ärgern sich, wenn ihnen ein Handgriff nicht optimal gelingt. Sie freuen sich, wenn etwas besser läuft als erwartet. Wie in jedem anderen Handwerk. Am zweiten Tag frage ich einen der Operateure, ob denn jede Operation auch notwendig sei. Den Mann scheint die Frage zu erstaunen. Mit den Entscheidungen, wer operiert wird, habe er so gut wie nichts zu tun. Er operiere, was auf den Tisch kommt. Ein zweiter ergänzt: »Fürs Denken werden wir nicht bezahlt.«

Vor diesen Erlebnissen im Operationssaal hatte ich viel über die Arbeitsbedingungen der Krankenhäuser in Deutschland gelesen, hatte Schlagworte wie »Privatisierung« und »Fallpauschalen« aufgeschrieben, Zahlen zur Kenntnis genommen. Jetzt füllen sie sich mit Bedeutung: Fast jedes Krankenhaus in Deutschland arbeitet in einem Umfeld mörderischer Konkurrenz. In einer Großstadt wie Köln sind nicht selten 20 Kliniken innerhalb weniger Minuten mit dem Auto zu erreichen. Selbst in kleineren Städten können Patienten häufig zwischen drei, vier oder fünf Häusern wählen. Das gilt vor allem für die alten Bundesländer. Insgesamt bieten zurzeit 1996 Kliniken ihre Dienste sowie insgesamt 500 671 Betten an. Dazu kommen noch die Betten in Reha-Einrichtungen und psychiatrischen Kliniken. Das sind rund 8,3 Betten pro 1000 Einwohner. In den Niederlanden, deren Gesundheitssystem zu den besten der Welt zählt, sind es 4,7, in Schweden sogar nur 2,7.[20] Mit 8,3 Betten liegt Deutschland an der Spitze in Europa. Um möglichst viele vollzubekommen, brauchen die Krankenhäuser Patienten: Sie. Ihre Eltern. Ihre Kinder. Ihre Freunde.

Private Krankenhäuser sind meist in großen Konzernen organisiert. Sie müssen Gewinne oder Dividenden ausschütten. Der Chef des börsennotierten und deutschlandweit größten Klinikbetreibers Fresenius verlangt von seinen Häusern 15 Prozent Gewinn. Zum Vergleich: Volkswagen machte 2013 pro Auto einen durchschnittlichen Gewinn von 3 Prozent, bei Ferrari-Maserati waren es 11,9 Prozent.

Auch kommunale Krankenhäuser sind zum Profit verdammt. Die Bundesländer, die eigentlich die Investitionen am Gebäude und in die Technik bezahlen müssten, sind klamm. Und bezahlen eben nicht so viel, wie nötig wäre. Aus den Gewinnen einer Klinik werden also oft die Anschaffungen oder Reparaturen bestritten. Und Gewinne macht man mit Operationen. »Je mehr, desto besser. Je teurer, desto besser«, sagt mir OP-Leiter Jan, der am zweiten Tag meines Aufenthalts ins Plaudern gerät. Er trägt grünen Mundschutz, ich trage grünen Mundschutz. Man fühlt sich seltsam geschützt dahinter. Fast anonymisiert. »Jede Möglichkeit, das System zu melken, wird genutzt. Auf phantasievollste Weise. Bei Kindern gibt es manchmal noch eine Hemmschwelle.« Dieses »manchmal« frisst sich durch meinen Kopf und legt längst vergessen geglaubte Begegnungen frei: Der vier-jährige Junge mit der Armschlinge vor dem Kindergarten; er war nach einem Armbruch operiert worden. Die Mutter mit dem Einjährigen auf dem Markt; er sollte an den Nebenhöhlen operiert werden. Der Zweijährige auf dem Spielplatz, noch ein bisschen blass um die Nase; er hatte eine Mandel-OP hinter sich. Waren das alles nötige Eingriffe?

Am späten Nachmittag haben sich die Flure und Säle des OP-Traktes geleert. In der Kaffeeküche steht einer der Chirurgen, Kaffeetasse in der Hand. Er starrt, ohne zu blinzeln, an die Wand gegenüber. Ich merke, dass ich ihn störe, als ich den Raum betrete. Er stellt die Tasse weg und wendet sich zum Gehen. »Schönen Feierabend«, sage ich. Er lacht. Nein, leider noch nicht, er müsse noch einen OP-Bericht fertig schreiben. »Langer Tag«, sage ich. Er winkt ab. Ein bisschen abschätzig wirkt das. Als wollte er sagen: Du Luftpumpe. Aber er bleibt jetzt, lehnt sich an die Küchenzeile und schweigt. Ich frage ihn, wie der ökonomische Druck in der Klinik bei ihm ankommt. Wo er ihn persönlich spürt. Er überlegt lange. »Da weiß ich jetzt nicht, wo ich anfangen soll«, sagt er schließlich. Als jemand über den Flur geht, verabschiedet er sich.

Viele Monate später fahre ich nach Münster. Ich bin mit einem Mann verabredet, der mir mehr über den Druck im Operationssaal erzählen will. Seinen Namen, sagt er, darf ich gerne nennen. Man braucht eine halbe Zeile dafür: Prof. Dr. Dr. Dr. hc mult. Ulrich Joos. Doktortitel in Medizin und Zahnmedizin. Ulrich Joos steht nicht im Verdacht, ein Systemquerulant zu sein. Seit Jahrzehnten gehört er zum medizinischen Establishment in Deutschland. Nach langen Jahren in Freiburg leitete er zuletzt über 20 Jahre die Klinik für Mund-, Kiefer- und Gesichtschirurgie der Universitätsklinik Münster. Inzwischen ist er emeritiert. Im Ruhestand ist er trotzdem nicht. Er hat seine eigene Klinik gegründet und zusammen mit Kollegen die Deutsche Chirurgiestiftung ins Leben gerufen.

Ich treffe ihn am Nachmittag in seiner neuen Klinik für Mund-, Kiefer- und Gesichtschirurgie. Die Operationen liegen für heute hinter ihm. Er trägt »Zivil«, Anzug in Brauntönen, keine Krawatte, Lächeln im rundlichen Gesicht. Er bittet mich in sein Büro, das trotz seiner Größe und dem dunkelroten Orientteppich auf dem Boden unprätentiös wirkt. Umzugskartons stehen an einer Wand. Der Schreibtisch sieht nach Arbeit aus. Die Chirurgiestiftung, sagt Ulrich Joos, solle auf ein Problem aufmerksam machen: »Die deutsche Chirurgie verliert an Bedeutung.« Das schmerzt ihn persönlich, das merkt man. Er ist stolz auf seinen Beruf, auf das Handwerk, das er beherrscht. »Aber die Arbeitsbedingungen«, sagt er, »das wollen nicht mehr viele, wenn sie die erst mal aus der Nähe kennengelernt haben. Zu Beginn des Studiums«, so erzählt er, »wollen rund 50 Prozent der Studenten Chirurg werden. Wenn die angehenden Mediziner ihr Staatsexamen hinter sich haben, wollen noch 30 Prozent in die Chirurgie. Nach dem Praktischen Jahr, wenn die jungen Ärzte die Realität im OP kennengelernt haben, sind es noch 5 Prozent. Jedes Jahr«, so Joos, »gehen 600 Chirurgen mehr in Rente als nachkommen.« Keine gute Bilanz. »Klar«, sagt Joos, »Chirurg ist ein Beruf, der extrem viel Engagement erfordert, viel manuelles Geschick und Know-how und Verantwortungsbewusstsein.« Auch helfe es in diesem Punkt nicht, dass mehr und mehr Frauen Medizin studierten. 70 Prozent der Studienanfänger sind Frauen, »für die Chirurgie nicht das Traumfach ist, schon wegen der, ja, man kann sagen schwierigen Vereinbarkeit mit dem Familienleben«. Aber ausschlaggebender sei: »Die jungen Ärzte wollen so nicht mehr arbeiten.«

Als ich mit Ulrich Joos spreche, ist über ein Jahr vergangen, seit ich mit dem OP-Leiter im Gang vor den Sälen gestanden habe. Joos lässt die Erinnerung daran aufleben. Seine Erfahrungen statten meine Beobachtungen, die ich längst nicht alle beurteilen kann, mit einer neuen Ebene aus: Die Bilder, die ich im Kopf habe, bekommen Bildunterschriften – die grünen Frauen in der Umkleide, die Operateure bei der Frühstückspause, der Chirurg in der Küche. Eine unsichtbare Matrix verbinde alles, sagt Joos: Geld. Jeder, der im OP herumlaufe, jedes Gerät, das eingesetzt werde, koste Geld. Das sei natürlich immer schon so gewesen. Heute aber sei Geld zur Maxime des Handelns im Krankenhaus geworden. Funktionierende Teams würden zerschlagen, mehr und mehr Verantwortungsbereiche ausgelagert, oft ohne die Leute zu fragen, die sich auskennen.

Er nennt ein Beispiel:»Einmal stand ich im OP, bevor ein ziemlich großer Eingriff stattfinden sollte. Bei einem Jungen, der bereits in Narkose lag, sollte eine Fehlbildung im Gesicht behoben werden. Dafür brauchte ich vier Platten aus Titan, also Implantate. Ich sage zu meiner OP-Schwester: ›Da sind nur drei.‹ Früher hatten viele OP-Abteilungen ihre eigene Abteilung, in der die Instrumente für die einzelnen OPs zusammengestellt wurden. Wir auch. Ich sage also zu der Schwester: ›Dann hol doch noch eben eins aus dem Lager.‹ Sie sagt: ›Hab ich nicht mehr. Der Plattenmanager hat uns den Vorrat weggenommen.‹ Ich sage: ›Der Plattenmanager?‹ – ›Ja‹, sagt sie. ›Ist jetzt alles zentral, und da muss man vorher bestellen, sonst kriegt man nichts.‹ Da packt einen die Wut. Ich habe so manchen Patienten wieder aufwachen lassen, weil schlicht ein Implantat oder ein Instrument fehlte. Oder ein falsches Instrument dabei war. Ich hab da auch mal angerufen und gesagt: ›Warum war der Bohrer mit dem blauen Griff nicht dabei?‹ Was war die Antwort? Der gelbe war billiger. Ja, damit kam ich aber nicht an die Stelle, an die ich musste. Weil er kürzer war. Das Ganze ist heute ein bisschen wie Weihnachten: Sie machen eine Kiste auf und wissen nicht, was drin ist.«

Für alles Mögliche, erzählt er weiter, gibt es heute Verantwortliche außerhalb des eigenen Teams. Für die Bettenverteilung. Für das Putzen.»Die Putzleute. Ganz wichtige Leute in einem Krankenhaus! Früher waren die fest angestellt. Die waren da. Wenn eine Schwester sagte, können Sie da mal schnell was aufwischen, das war kein Problem. Heute kommt die Reinigungskraft um eine spezielle Uhrzeit. Die hat ein genau festgelegtes Zeitfenster für jeden Raum. Wenn mal irgendwo etwas länger dauert, bleibt was anderes liegen.«

Und noch etwas erzählt Ulrich Joos, was ich bei meinem OP-Besuch nicht sehen konnte: die Zahlen, die hinter den Kulissen berechnet werden. Ertrag pro Eingriff. Ertrag pro Abteilung. Ja sogar: Ertrag pro OP-Minute einer Abteilung und eines Chirurgen.»Viele Klinikchefs bestreiten die Minuten-Rechnungen. Ich weiß aber von einigen Kliniken, in denen das definitiv so ist.« Diese Zahlen, so Joos, verursachen Druck. Besonders für den jungen Chirurgen, der noch lernt und dreimal so lange braucht wie ein erfahrener Kollege.»Was soll ich dem sagen?«, fragt Joos. »Mach mal voran?«« Das sei ausgeschlossen, sagt Joos entschieden. Dann aber bekomme der Chefarzt den Druck.»Da sagt Ihnen die Verwaltung:›Sehen Sie, Kollege, Sie haben nur soundso viel Euro Ertrag pro Minute, die Abteilung X doppelt so viel.‹ – Die Folge ist ganz klar, dass die Anfänger weniger operieren dürfen. Zeit ist ja Geld. Aber wie sollen die jungen Ärzte dann lernen, besser und schneller zu werden? Alles wird gemessen und in Euro umgerechnet.« Dass es hervorragende Chirurgen gibt, extrem gründliche, mit fast magischen Händen, die aber vielleicht etwas langsamer sind als der mittelmäßig talentierte Kollege, werde bedeutungslos. Wie überhaupt die handwerkliche Qualifikation nicht mehr im Vordergrund stehe. Für Fortbildungen werden in vielen Kliniken pro Jahr nur noch wenige Tage genehmigt.»Und dann nicht für chirurgische Techniken, sondern für Management und Verwaltung.« Die Qualität der deutschen Chirurgie wird ausgehöhlt, findet Joos.»Es geht um Masse.«

Das lässt mich an den letzten Tag meines Besuchs im Operationssaal denken. OP-Leiter Jan ging am Nachmittag die Liste der Operationen durch, die für den nächsten Tag geplant waren. »Morgen sind wir voll«, sagte er.»Das wird den Chef freuen. Wenn die Zahlen nicht stimmen, gibt's nämlich Ärger.« – »Aber wie kann man denn die Zahl der Patienten beeinflussen?«, frage ich. »Es kann doch keiner eine alte Frau die Treppe runterschubsen.« Der grüne Mann lächelt meine Frage weg. Er hat ohnehin schon zu viel gesagt für einen, der mitten im System steckt.

8.
Businesspläne – Patienten fangen und das Beste draus machen

In den nächsten Wochen und Monaten versuche ich, Kontakte zu Kaufmännischen Klinikdirektoren zu knüpfen. Ich will mit ihnen darüber reden, mit welchen Methoden sie oder die Ärzte ihrer Klinik Patienten akquirieren. Ich streue den Kontaktversuch über Kollegen und Mediziner, immer mit dem Zusatz: Das geht auch anonym. Trotzdem rührt sich niemand. Schließlich rufe ich Alexandra Glufke-Böhm an, die Anwältin von Johann Linden. Sie ist gut vernetzt und hat außerdem bei vielen ihrer operationsgeschädigten Klienten genau recherchiert, wie sie zu der OP kamen und warum sie sich für die jeweilige Klinik entschieden haben.

»Werbung«, sagt sie als Erstes auf meine Frage. »Ganz simpel, die Leute lesen die Zeitung, da schalten die Kliniken schöne Anzeigen. Oder die Krankenhäuser haben sogar gute Kontakte zu Redaktionen, die dann Artikel über die Klinik oder über neue OP-Methoden schreiben. Manche Redakteure haben mir erklärt, wenn sie die Artikel nicht schrieben, verliere ihre Zeitung die Kliniken als Anzeigenkunden. Die Artikel sind dann absolut positiv. Unkritisch. Also, dieser Druck ist absolut da. Sicher nicht bei jeder Zeitung, aber das kommt schon vor.«

Hinzu kommen die zahlreichen Veranstaltungen, die die Kliniken organisieren, erzählt sie. Tag der offenen Tür. Vortragsserien, manchmal sogar zusammen mit der Volkshochschule. Die Redner sind oft Chirurgen, die über Eingriffe sprechen, die sich für die Klinik lohnen: Kniegelenk-OPs, Schulterprothesen, Innovationen auf dem Markt der Rücken-OPs. Alexandra Glufke-Böhm ist keine Schreibtischtäterin. Wenn Patienten ihr von angeblich dubiosen Ärzten erzählen, setzt sie sich bei denen gern mal als Patientin ins Wartezimmer. Auch zu vielen angeblichen »Informationsveranstaltungen« geht sie hin. Bei manchen ist sie positiv überrascht. »Die sind richtig ausgewogen. Da nutzen die Kliniken offenbar einfach die Möglichkeit, präsent zu sein und Vertrauen zu schaffen.« Der Großteil sei jedoch einseitig. »Die Leute glauben das aber. Die denken, super, bevor ich mich jetzt quäle, mich vielleicht noch zum Sport oder Abnehmen aufraffen muss, leg ich mich da hin, und dann ist das weg.«

Ein paar Tage später meldet sich Alexandra Glufke-Böhm noch einmal. Sie habe mit einem befreundeten Klinikdirektor gesprochen. Dem könne ich vielleicht ein paar Fragen stellen. Ich muss dafür die Fragen aufschreiben, sie an die Anwältin schicken, die wiederum die E-Mail an den Klinikdirektor weiterleitet. Seine Antwort soll dann über denselben Weg an mich zurückgehen. Bei diesem Maß an Geheimhaltung erwarte ich Großes. Ungeduldig warte ich auf Post. Schließlich trudelt folgende Mail ein:

Wenn man unter dem Druck steht, mehr Fälle machen zu müssen, wo bekommt man die her?
Eine gute Möglichkeit stellen Netzwerke dar. Man bemüht sich um mehr Kontakt zu Kollegen, die auch zu-/einweisen könnten. Das beginnt mit dem normalen Austausch bei Kongressen und sonstigen Fachtreffen, führt aber auch dazu, dass man gezielt Praxen oder Kliniken aufsucht, um mit den dortigen Kollegen Kontakte zu knüpfen … Klinikchefs gehen selber auf die Suche bzw. stoßen die Zusammenarbeit an. Umgekehrt sind natürlich auch niedergelassene Ärzte, vorrangig bestimmter Fachrichtungen wie Orthopäden und Chirurgen, an einer aktiven Verknüpfung der Arbeit [mit den Kliniken] interessiert.

Die Antwort stellt mich vor ein Rätsel. Ich ahne, dass »aktive Verknüpfung« nichts Gutes ist. Weiß aber auch nicht richtig etwas damit anzufangen. Was verbirgt sich dahinter?

Ich rufe einen Mann an, der solchen Fragen beruflich nachgeht: Max Geraedts. Er leitet das Institut für Gesundheitssystemforschung an der Gesundheitsfakultät der privaten Universität Witten-Herdecke. Die Uni geht in der Medizinerausbildung besondere Wege. Einen Numerus clausus gibt es nicht. Die Studienbewerber werden nicht nach dem Durchschnitt ihrer Abiturnoten ausgesucht, sondern müssen sich in Vorstellungsgesprächen und Auswahlseminaren beweisen. Die Forschergruppen an der Fakultät sorgen im deutschen Gesundheitskosmos immer wieder für kritische Töne.

Max Geraedts untersucht, wie unser Gesundheitssystem funktioniert und welche Qualität es liefert. Obwohl er keine Zeit hat, ist er geduldig am Telefon. Er beschreibt zuerst das schwer zu durchschauende Geflecht von Haus-, Fach- und Klinikärzten. Er sagt, da hätten sich oft eng verbundene »Arbeitsgemeinschaften« gebildet. »Klingt doch gut«, sage ich. »Manchmal ja«, sagt Max Geraedts in einem Ton, der das »Manchmal nein« mit einschließt. Er erklärt mir, dass im deutschen Gesundheitswesen eine Art Zweitmeinungssystem angelegt sei: Ein Facharzt oder Hausarzt überweist in ein Krankenhaus zur OP. Die dortigen Ärzte sollen diese »Zuweisung« – wie es im Medizinerdeutsch heißt – eigentlich kritisch prüfen. Mit der Option, dass die Klinikärzte auch mal von einer Operation abraten. Doch das, so Max Geraedts, passiere selten. Erstens, weil die Kliniken den Patienten ja unbedingt bräuchten. Zweitens, weil die Kliniken ihre »Zuweiser« nicht verprellen wollten. Ich frage, was die »Zuweiser« denn davon haben, wenn ihre Patienten operiert werden. Geraedts bleibt knapp in der Antwort: »Angenommen, es gibt keine Korruption mehr, dann einfach einen hoffentlich zufriedenen Patienten, der nicht den Orthopäden wechselt.«

Korruption?

Nach einer Recherche im Internet wird mir allmählich klar, was mit »aktive Verknüpfung« gemeint ist: Ich stoße auf die »Fangprämien«, die 2009 kurzfristig für ein paar Schlagzeilen gesorgt haben. Damals machte es der Präsident der Deutschen Gesellschaft für Urologie zum Thema des Jahreskongresses, dass Urologen Geld von Kliniken erhielten, wenn sie ihre Patienten dorthin überwiesen. Es hieß, diese sogenannten »Kopfprämien« würden das Zehn- bis Zwanzigfache dessen ausmachen, was ein Urologe ansonsten für die Behandlung eines Patienten pro Quartal verdiene. Der Präsident der Deutschen Krankenhausgesellschaft sagte, auch andere Ärztegruppen seien betroffen. Es handele sich nicht um Einzelfälle. Kurz darauf ruderten alle zurück. Doch, es seien Einzelfälle. Trotzdem versprachen alle möglichen Gesellschaften, jeden Fall lückenlos aufzuklären. Ist das wirklich passiert?

Ich telefoniere drei Tage und ernte vage Antworten. Eine Expertin von Transparency International lässt schließlich durchblicken, dass bald eine groß angelegte Studie zu dem Thema veröffentlicht werde. Sie sagt nichts Verwertbares, aber mit viel Geschick platziert sie Hinweise zwischen den Zeilen, die ahnen lassen: Das Ergebnis der Studie wird katastrophal ausfallen.

Wenige Wochen später erscheint die Studie vom Economy & Crime Research Center der Universität Halle-Wittenberg.[21] Auftraggeber sind die gesetzlichen Krankenkassen. Die Forscher führten 1100 Interviews mit Ärzten, Klinikangestellten und anderen Mitspielern im Gesundheitssystem. Die gesammelten Aussagen haben ergeben, dass jeder fünfte Arzt »Zuweisungen gegen Entgelt« als gelegentlich oder häufig bezeichnete. Bei den Krankenhausangestellten waren es sogar 40 Prozent. Jeder vierte interviewte Kliniker sagte, die Praxis sei »gängig«.

Karls Anwältin Maia Steinert lächelt fein, als ich sie zu den Fangprämien befrage. Dann zählt sie ungerührt auf: »Das gibt es zwischen ambulanten Ärzten und Krankenhaus, das gibt es zwischen ambulanten Ärzten und medizinischem Versorgungszentrum. Aber auch vom Hausarzt zum Gynäkologen, zu den Spezialärzten. Nach dem Motto: Wenn du immer zu mir zuweist, dann soll das dein Schaden nicht sein.«

Wenig später trägt mir ein Notarzt, der anonym bleiben will, ein Beispiel aus der Umgebung von Berlin zu, bei dem die Patienten sogar ihre Fangprämien selbst bezahlen. In diesem Fall, erzählt er mir, überweisen niedergelassene Orthopäden regelmäßig Patienten in eine orthopädische Klinik, und zwar für eine spezielle Form der Hüftoperation. Weil es eine Spezial-OP ist, wird sie nicht komplett von der Kasse übernommen. Deshalb müssen die Patienten der Klinik aus eigener Tasche 2000 Euro dazuzahlen. Von diesen 2000 Euro werden Prämien an die Ärzte gezahlt, die die Patienten überwiesen haben. Es seien mehrere Hundert Euro pro Patient. Eine Hand wäscht die andere.

Monate später öffne ich schließlich einen dünnen DIN-A4-Umschlag. Er enthält einige Seiten aus einem Vertrag mit lauter geschwärzten Passagen, aus dem hervorgeht, dass sich niedergelassene Orthopäden bei einem Radiologen eingekauft haben. Sie haben angeblich Investitionen in der Praxis des Radiologen getätigt, der ihnen dafür Anteile seiner Gewinne ausschüttet. Die wiederum fallen natürlich umso höher aus, je mehr Patienten die Orthopäden zum Radiologen überweisen. Maia Steinert sagt mir, dass Fangprämien dieser Art noch nicht einmal strafbar sind; dass einige Ärzte solche Zuweisungen auch nicht für problematisch halten, sondern für eine »Win-win-Situation«.

Ich halte den Vertrag gegen das Licht und sehe, dass ich unter den geschwärzten Zeilen einige Namen der beteiligten Ärzte entziffern kann. Einen kenne ich persönlich.

Es soll dein Schaden nicht sein. Eine Hand wäscht die andere. Win-win-Situation. Aktive Verknüpfung. Es sind harmlose Ausdrücke für eine knallharte Wahrheit: Ärzte kaufen Patienten von anderen Ärzten. Und Kliniken kaufen Patienten von Ärzten. Zunächst habe ich mir das als einzelne Deals vorgestellt. Ein Klinikdirektor, der um seine Bilanz bangt, trifft sich mit einem niedergelassenen Orthopäden in einer dunklen Spelunke und macht ihm ein Angebot, das er nicht ablehnen kann. Sie machen ein Geschäft. Obwohl es schmutzig ist, hat es auch etwas Beruhigendes: Es ist illegal und daher strafbar. Es gibt Bösewichte, die man haftbar machen kann. Ein Jahr später wird mir klar, dass die verbotene, in bar gezahlte Fangprämie nur die Spitze eines gewaltigen Eisbergs ist. Der größte Teil des Problems ist unsichtbar. Die meisten Patienten werden im Grenzbereich der Legalität gefangen – oder sogar ganz legal. Der Fang hat nichts Heimliches. Er ist methodisch, gut organisiert und Softwareunterstützt. Er ist Teil des Systems. Die Antwort von 1996 Krankenhäusern auf die Frage: Wollt ihr überleben?

»Es ist ein Kampf«, sagt der Mann am Telefon, der mir nach einer Wiederholung meines Films »Vorsicht Operation« eine E-Mail geschrieben hat. Ich habe lange auf einen solchen Gesprächspartner gewartet. Er ist Spezialist für die Verarbeitung von Krankenhausdaten und arbeitet in einem mittelgroßen Krankenhaus in einer mittelgroßen Stadt in Nordrhein-Westfalen. Seine Aufgabe ist es, das Datennetz zu weben und instand zu halten, das die verschiedenen Gewerke im Haus miteinander verbindet. Vor allem: die Mediziner mit der Verwaltung.

Der Arbeitsplatz des Mannes liegt im finanziellen Herzen der Klinik: Der medizinische Controller hat sein Büro gegenüber. Fünf Kodiererinnen klickern neben ihm an ihren Computern, übersetzen die Aktennotizen und OP-Berichte der Ärzte in Diagnoseschlüssel und Fallpauschalen. Gemeinsam mit ihrem Chef, dem medizinischen Controller, behalten die Kodiererinnen auch die Zahlen im Blick. Nicht irgendwelche Zahlen, sondern die Zahlen der Behandlungen und Eingriffe, die das Krankenhaus mit den Krankenkassen vereinbart hat. Der Mann erzählt, wie das läuft: Die Klinik muss den Kassen im Voraus sagen, wie viele Patienten mit welchen Krankheiten sie im kommenden Jahr behandeln wird. »Es kann natürlich niemand wissen, wie viele Schlaganfallpatienten hier ankommen oder wie viele Leute mit Blinddarmentzündungen oder Knieproblemen. Die Klinik muss also in die Glaskugel schauen und raten.« Ab dem Zeitpunkt, an dem die Zahlen feststehen, werden sie quasi zum

Oberbefehlshaber der Medizin in dem Haus. »Überschreiten Sie die Zahlen, gibt es Abschläge vom Budget. Bleiben Sie unter den Zahlen, gibt es Abschläge vom Budget. Sie müssen also möglichst eine Punktlandung machen.«

Zu den wichtigsten Aufgaben der Finanzabteilung gehört es deshalb, täglich die aktuellen Behandlungs- und OP-Zahlen zu kontrollieren und zu berechnen: Was ist schon gemacht? Was fehlt noch? Dazu erfolgt ein direktes Feedback an die Chefärzte. »Denen wird dann gesagt: Stopp, Blinddarm haben wir voll, brauchen wir nicht mehr. Im Zweifelsfall bei der Notfallzentrale angeben, dass wir belegt sind. Aber Hüfte, Leute, da haben wir gerade ein Drittel unseres Solls gemacht. Ihr habt nur noch ein halbes Jahr, jetzt lasst euch mal was einfallen.«

Der Mann sagt, in diesem Fall werden die Netzwerke interessant, die die Klinik sich aufgebaut hat. »Kopfprämien zahlt unser Haus nicht, da bin ich einigermaßen sicher. Eines der Nachbarkrankenhäuser ja, wir nicht.« Das Krankenhaus hat eine andere, völlig legale Variante gewählt, um sich die Dienste von überweisenden Ärzten zu sichern. »Wir haben eine radiologische Praxis neben dem Haus und einige Ärztehäuser. Die Gebäude gehören der Klinik. Sie kann sich aussuchen, wen sie da reinnimmt.« Der Deal ist klar: Die Ärzte, die dort einziehen, haben eine niedrige Miete und vollen Service. »Das heißt, die Gebäudetechnik und Instandhaltung wird von der Klinik mitgemacht. Und ich mach denen die EDV. Dafür überweisen die eben jeden, der infrage kommt, zu uns.«

Kurz darauf vermittelt mir eine Kollegin den Kontakt zu einem »KD« – dem Kaufmännischen Direktor eines Krankenhauses. Er hat große Sorgen, dass unser Gespräch publik wird. Deshalb sucht er eine Zeit zum Telefonieren aus, in der sein Vorzimmer und die angrenzenden Büros nicht besetzt sind. Dem KD ist trotzdem nicht ganz wohl bei dem Gespräch. Er sucht nach Worten. Ich muss an einen befreundeten Mediziner denken, der einmal das Grunddilemma jedes Medizinarbeiters beschrieb:»Es ist fast unmöglich, mit Außenstehenden darüber zu reden«, sagte er.»Man berichtet von schlimmen Dingen, die man selbst ablehnt. Und trotzdem macht man mit. Man erzählt also, dass man mitschuldig ist.« Das kommt schwer über die Lippen. Aber der KD hält Wort und erzählt. Auch sein Haus, so sagt er, zahle keine Kopfprämien. Das sei ihm zu heiß. »Das muss man auch nicht«, sagt er.»Das kann man anders lösen.«

Anders als die Klinik des EDV-Mannes kann der Kaufmännische Direktor nicht über angrenzende Ärztehäuser verfügen. Er unterhält dafür»gute Verbindungen« mit möglichst vielen niedergelassenen Chirurgen und Orthopäden. Die Klinik stellt ihnen den Operationssaal zur Verfügung. Die Niedergelassenen operieren ihre Patienten dort. Während die Klinik die Fallpauschale kassieren darf, bekommt der Operateur ein Honorar für den Eingriff.»Sie müssen für hervorragende Bedingungen sorgen«, sagt der KD.»Die OPs müssen gut ausgestattet sein, die Bezahlung muss gut sein, die Stimmung muss gut sein. Sonst sind die weg.« Die Klinik des KD ist von Konkurrenten umzingelt. So wie die allermeisten in Deutschland. Keines der Krankenhäuser in der Umgebung sei voll ausgelastet. Alle lebten von der Hand in den Mund.»Die Abhängigkeit von den Niedergelassenen ist sehr groß«, sagt der KD. Mit anderen Worten: Der Mann ist erpressbar.

Die aktuelle Situation hilft dabei nicht: Schon wieder stehen Lohnerhöhungen von fast drei Prozent an. Schon im vorletzten Jahr waren es 6,4 Prozent. Der Kaufmännische Direktor wirkt hilflos. Er gönne es ja den Leuten. Aber was soll er tun, wenn die Kosten wieder steigen? Entweder an anderer Stelle einsparen oder: Erlöse steigern.»Die Kosten«, sagt er,»da haben wir alles gemacht.« Wäsche und Gebäudereinigung sind längst outgesourced, die Aufbereitung der OP-Instrumente ist mit anderen Häusern zusammengelegt. Personal sei abgebaut bis an die Schmerzgrenze,»da geht nichts mehr.« Und die Erlöse steigern, tja, das muss man. Er überlegt. »Wir sind ein Grundversorger«, sagt er dann. »Eine Klinik, die alles macht. Nicht spezialisiert auf irgendwas. Das heißt: Wir können uns nicht die Rosinen raus- picken.« Was für Rosinen? »Gelenkersatz, das sind Rosinen, völ- lig klar. Und wenn ich wählen könnte zwischen einer schicken Hüfte und einer alten Oma, die zum zehnten Mal mit dem offe- nen Fuß kommt und die dann auch noch länger bleibt, weil das Zimmer im Altenheim gerade renoviert wird – ja, ich würde die Hüfte nehmen. Aber die Wahl habe ich nicht. Wir kämpfen um jeden Patienten.« Und wenn dann mal einer »mit Hüfte« kommt? Der KD schweigt einen Moment. Dann sagt er: »Wir machen si- cher auch Sachen, die noch einige Zeit hätten warten können. Oder wo man noch eine Behandlung ohne OP hätte ausprobie- ren können.« Aber die Patienten zum Physiotherapeuten ziehen lassen? »Ungern.« Oder verlegen, wenn die eigenen Kompeten- zen nicht ausreichen? »Das muss man.« Aber dann nicht ausge- rechnet zu den direkten Kliniknachbarn. Jeder gegen jeden. »Ich glaube«, sagt der KD, »wir haben diese Situation in Deutschland, weil die Politik nicht den Mut hat, aktiv und gezielt Häuser zu schließen. Sie lassen die Häuser aufeinander los und schauen, was übrig bleibt.«

Auch das Haus des EDV-Spezialisten kann sich keine Rosi- nen rauspicken. Gleichwohl ist dem Mann bekannt, was die Ro- sinen für das eigene Haus sind: Gelenke, Brustaufbau nach Am- putation und einige weitere Eingriffe, wenn sie »schön passen«. Schön passen? »Das heißt, dass die Patienten exakt in der opti- malen Verweildauer behandelt werden können. Also: Ein Pati- ent, der zu kurz bleibt, gibt Abschläge von der Fallpauschale. Ein Patient, der zu lange bleibt, kostet bares Geld, weil die Fallpau- schale gleich bleibt.« Er sagt, er habe den Stationsärzten ein Programm auf ihren Rechnern installiert, das eine rote Lampe aufleuchten lässt, wenn die optimale Verweildauer überschrit- ten ist. »Und dann müssen die versuchen, den Patienten so schnell wie möglich loszuwerden.«

Darüber hinaus sei es immens wichtig, das »Beste aus den Patienten zu machen«. Der EDV-Mann sagt das nicht zynisch. Er will nur das Prozedere verdeutlichen, das er täglich im Kodierbüro miterlebt. Es gibt zurzeit 1196 Codes, also Fallpauschalen. Dazu verschiedene Zusatzentgelte. Jährlich gibt es Änderungen. Ein Patient wird nicht einfach nur operiert oder beatmet oder bestrahlt. Es macht oft einen Unterschied, ob es um einen Säugling, ein Kind oder einen Erwachsenen geht. Es macht einen Unterschied, was für eine Hauptdiagnose der Kranke hat und welche Nebendiagnose. Bei vielen Behandlungen kommt es auch auf die Einheiten an, die dem Patienten verabreicht werden: Manchmal ändert sich etwas in der Bezahlung, wenn mehr als 95 Stunden beatmet wird. Manchmal ist ein Krebskranker um mehrere Tausend Euro lukrativer, wenn er nicht acht-, sondern zehnmal bestrahlt wird. »Und dann wird eben 95 Stunden beatmet oder zehnmal bestrahlt, da wird extrem drauf geachtet. Das wird nicht von der medizinischen Seite gesehen. Es ist nicht relevant, dass längere Beatmung für den Patienten problematisch ist. Es wird ökonomisch gesehen.« Oft sei es auch nötig, den Ärzten klarzumachen, dass es bei Gelenkprothesen oder auch bei Venen-OPs vorteilhaft ist, nicht alles auf einmal zu machen. Zwei Knieprothesen bei einer OP gleichzeitig einzusetzen bringt kaum mehr Geld ein als nur eine Prothese. Also schön der Reihe nach. Erst ein Bein. Später das nächste. Dann kann man zwei gute Pauschalen abrechnen. Manchmal ist es ratsam, sich auf *MyDRG.de* Rat zu holen. Eine Plattform, auf der sich Kodierer und Ärzte über Fallpauschalen austauschen. Hier kann man erfahren, was für zusätzliche Möglichkeiten es gibt, wenn man den Patienten schon mal auf dem OP-Tisch hat. So lohne es sich zum Beispiel, beim Darmverschluss zusätzlich zum normalen Verfahren noch eine »Darmdekompression« zu machen. »Das bringt einen schönen Sprung nach vorn.«[22]

Der EDV-Mann sagt, seine Klinik schreibe schwarze Zahlen. Sie liege günstig und sei mit ihrem Angebot gut aufgestellt. Vor

allem von der »Stroke-Unit«, der Abteilung, die akute Schlaganfälle behandelt, profitiere die Klinik sehr.

Man muss nicht viel Phantasie haben, um sich folgende
Frage zu stellen: Zu welchen Mitteln greifen dann Kliniken, deren Überleben fraglich ist?

9.
Am seidenen Faden

Der Chefarzt fährt rechts ran und hält auf einem Waldparkplatz im Nordosten von Deutschland, als ich ihn anrufe. Ich frage ihn, ob er später sprechen will. Viel mehr sage ich in der nächsten Stunde nicht. Der Chefarzt will jetzt sprechen, er will seine vergangenen sechs Jahre loswerden, obwohl er einen Vertrag unterschrieben hat, der ihm genau das verbietet. »Die haben mir mein Schweigen gut bezahlt«, sagt er. »Aber das geht nicht. So was darf man nicht verschweigen.«

Die Geschichte des Arztes J. in der Klinik D. begann 2008. Der Arzt ist Anästhesist und war damals schon fast 15 Jahre im Job. Er hatte lange an der nächstgelegenen Uniklinik gearbeitet, eine Strecke 120 Kilometern, 3 Stunden Autofahren pro Tag. Er hatte zu viel Zeit mit Pendeln verbracht. Der Sohn war gerade vier geworden. Er sehnte sich danach, wieder mehr Zeit mit ihm zu verbringen. Deshalb freute er sich, dass in der Klinik D. ein Posten frei wurde. Sie liegt in unmittelbarer Nähe seines Wohnortes. Keine Uniklinik, sicher. Rund 300 Betten. Ein kleines kommunales Haus. Aber die Nähe zu seiner Familie war es ihm wert. Außerdem war die Stelle attraktiv: Er fing als leitender Oberarzt an und sollte zwei Jahre später den Posten den Chefarztes der Anästhesie übernehmen.

Am Anfang lief es ganz gut, erzählt der Anästhesist. »Man hätte die Probleme erkennen können, aber da war ich noch zu naiv. Die Klinik war damals finanziell auch noch gut aufgestellt.« Das Haus verdankte einen großen Teil seiner Erlöse zwei charismatischen Chefärzten. Der Chefarzt der Unfallchirurgie hatte einen überragenden Ruf. Er machte auch orthopädische Operationen wie die gut bezahlten Gelenkprothesen. Sein Netzwerk zu den niedergelassenen Orthopäden war dicht gewebt, die

Patienten strömten der Klinik nur so zu. Auch der Gefäßchirurg war berühmt in der Region. Die Klinik schrieb schwarze Zahlen. Als J. nach zwei Jahren der Chefarztposten wie versprochen angeboten wurde, sah er keinen Grund abzulehnen. Die Arbeitsbelastung war hoch. Er arbeitete zwischen 80 und 100 Stunden pro Woche. Aber er hielt es aus. Er suchte sich ein wunderschönes Grundstück und begann zu bauen.

Die Probleme der Klinik begannen in der Geburtshilfe. Der Kreißsaal war nicht ausgelastet. Die Klinik wollte in der Abteilung zwei Stellen einsparen. Der Trick war einfach: Die Anästhesisten sollten keine Nachtdienste mehr machen, sondern in Rufbereitschaft nach Hause fahren. J. war anfangs eher erstaunt als erbost. Das konnte gar nicht wahr sein – dachte er. Notkaiserschnitte müssen schnell gehen. Die Leitlinie der Deutschen Gesellschaft für Gynäkologie und Geburtshilfe schreibt deshalb vor, dass in solchen Fällen ein Anästhesist in zehn Minuten bei der Schwangeren sein muss. Von der Entscheidung zum Notkaiserschnitt bis zur Abnabelung dürfen höchstens 20 Minuten vergehen. Mit der Neuregelung, das wusste J., wäre es nicht mehr möglich, die Leitlinie einzuhalten. Die Anästhesisten hatten allesamt Anfahrtswege von über 20 Minuten. J. las die Leitlinie bis zum Ende durch. Da stand:»Kostendruck ist kein Rechtfertigungsgrund für die Unterschreitung dieser Mindestanforderungen. Wo dies nicht gewährleistet werden kann, bleibt als Ausweg in der Regel die Regionalisierung, konkret: die rechtzeitige Verlegung der Patientin oder die Schließung der Abteilung.«

Der Chef-Anästhesist J. ging zum Vorstand und sagte Nein.

Es half nicht. Die Änderung wurde beschlossen und durchgesetzt. J., der den kürzesten Anfahrtsweg zur Klinik hatte, wurde nun zu allen Tages- und Nachtzeiten, auch im Urlaub, angerufen.»Ich war leitender Notarzt für die Region, deshalb hatte ich eine Blaulichtgenehmigung. Mit Blaulicht bin ich dann mit 100 Sachen durch die Stadt und war meist in sechs Minuten dort.« Aber es ging ihm an die Substanz. Und er wusste: Wenn einer Gebärenden oder ihrem Baby etwas passierte, war er als Chefarzt haftbar. Er wandte sich an den Berufsverband der Anästhesisten. Das Justiziariat sagte ihm, dass er die Organisation der Anästhesie beim Vorstand der Klinik schriftlich bemängeln und Abhilfe fordern müsse. Dann sei er rechtlich aus dem Schneider. Das tat J. Der Verantwortliche in der Klinikverwaltung lächelte. J. forderte außerdem ein Gutachten vom Berufsverband an, das er persönlich bei den Klinikchefs abgab. Der Verantwortliche in der Verwaltung legte das Dokument in die Schublade. Kurz darauf kündigten die ersten Gynäkologen und Hebammen. Mit dem Ruf der Geburtsabteilung ging es bergab.

Nicht lange danach ging der berühmte Unfallchirurg in Rente. Er wurde durch einen fähigen Mann ersetzt, der in der Region aber keine Beziehungen zu niedergelassenen Kollegen hatte. Die lukrativen orthopädischen Patienten fanden deutlich seltener den Weg in die eher abgelegene Klinik D. Im Jahr darauf wurde der Chefarzt der Gefäßchirurgie wegen Drogenmissbrauchs aus dem Verkehr gezogen. Die Stelle wurde fast ein Jahr nicht neu besetzt. Auch hier sanken die Erlöse. »Ab 2011 schrieb die Klinik rote Zahlen«, sagt J. »Und jedes Jahr waren die Verluste höher.«

Wer auf die Idee kam, weiß J. nicht genau. Aber irgendwann standen die beiden Belegärzte auf der Matte. Belegärzte sind Ärzte, die nicht bei der Klinik angestellt sind, sondern als freiberufliche Mediziner ihre Patienten mitbringen und in der Klinik operieren. Die Belegärzte bekommen dafür ein Honorar, die Klinik kann spezielle Fallpauschalen abrechnen. Für die Klinik D. war interessant, dass die beiden Ärzte viele Patienten hatten, denen sie teure Operationen angedeihen ließen: »Rückenoperationen in allen Facetten«, sagt J. »Der letzte Strohhalm.«

Nun rollte eine neue Patientenwelle heran. J. kennt sich gut aus in der Medizin. Er kennt die Leitlinien vieler Fachgesellschaften. Er weiß, dass Bandscheibenvorfälle nur in wenigen Fällen operiert werden sollten. Er weiß, dass der Nutzen vieler, vor allem neuer Rücken-OP-Methoden unbekannt ist. Er weiß, dass chronische Rückenschmerzen fast nie mit einer Operation zu kurieren sind. Den geringen Erfolgsaussichten stehen große Risiken gegenüber. Einer der beiden Belegärzte ging sehr sorgfältig zu Werke, operierte gewissenhaft nach Leitlinie. »Der andere war das Gegenteil. Er operierte alles, was bei drei nicht auf den Bäumen war.« Und er operierte schlecht. J. fiel zunächst der hohe Verbrauch an Blutkonserven auf. Dann erzählte ihm die Ärztin, die die Schmerzambulanz leitete, dass viele Patienten des Arztes ein paar Wochen nach der Operation zu ihr kamen. Sie wussten nicht, wie sie mit den Schmerzen umgehen sollten, die meist schlimmer waren als vor der OP. Die Ärztin und J. verabredeten, Statistiken zu führen: Die Ärztin machte eine Liste von Patienten, die zu ihr kamen und zuvor von dem Arzt operiert worden waren. Es waren innerhalb weniger Monate 71.

J. begann, eine Komplikationsstatistik zu führen. »Das Haus machte keine. Nur das wenige, was gesetzlich vorgeschrieben ist. Und die Zahlen waren noch getürkt.« Seine Liste wurde lang: Immer wieder wurde bei den Bandscheiben-OPs die »Dura« verletzt, die Rückenmarkshaut. Daraus entstanden in mehreren Fällen Hirnhautentzündungen. Wurden brüchige Wirbel mit Knochenzement ausgespritzt, kam es auffällig oft zu schweren Lungenembolien. Es gab mehrere Todesfälle. Die häufigste Komplikation aber waren Schmerzen. Die Patienten hatten solche Schmerzen, dass sie sofort um den nächsten OP-Termin bettelten. J. ging dazu über, die Patienten heimlich »nachzubefunden«. Er ließ sie von einem Freund in der Radiologie röntgen. Der Radiologe sagte ihm, dass die Ergebnisse »grausig« seien. J. geriet mehr und mehr in einen Gewissenskonflikt. Als Anästhesist musste er viele der Patienten zur Narkose aufklären. »Ich wollte nicht, dass die sich von dem operieren lassen. Keiner vom Krankenhauspersonal hätte sich je bei dem auf den Tisch gelegt. Ich habe also die Risiken der Narkose sehr betont. Das ging besonders bei älteren Patienten ganz gut, die meistens irgendwelche Vorerkrankungen hatten, irgendwas mit dem Kreislauf oder dem Herzen. Ich hab gesagt, überlegen Sie sich das, Ihr Problem kann man auch konservativ behandeln. Einige haben dann wirklich die OP abgesagt und sind zu meiner Kollegin in die Schmerzambulanz gegangen.« Das kam nicht gut an. Der Rückenoperateur beschwerte sich beim Vorstand. Der Vorstand lud J. zum Gespräch. Schriftlich.

»Ich betrat den Raum und sah mich sämtlichen Mitgliedern des Vorstandes gegenüber. Außerdem waren ein paar Leute aus dem Kreistag da und der Landrat höchstpersönlich. Der war total aggressiv. Er warf mir vor, zu viel auf Qualität zu achten. Das sei zu teuer. Und ich würde die Existenz der Klinik gefährden. Später bekam ich E-Mails von ihm. Er wies darauf hin, dass er gute Kontakte zum Bauamt habe. Er könne den nächsten Bauabschnitt meines Hauses blockieren. Er wusste natürlich auch, dass meine Frau bei einem ortsansässigen Unternehmen arbeitete. Es wurde dreckig.«

J. schleppte sich durch die Wochen. Er erlebte, wie der Chefarzt der Gynäkologie das Handtuch warf und ein neuer kam, der innerhalb von drei Monaten fünf schlimme Blutungen bei Kaiserschnitten verursachte. »Das haben andere Häuser einmal in 20 Jahren.« Die Patientinnen überlebten. Der Vorstand fragte, warum er sich aufrege, »ist doch gut gegangen«.

Mitte 2013 kam er spätabends nach Hause. Wie so oft machte er seinem Ärger und seiner Verzweiflung Luft. Sein Sohn, inzwischen zehn Jahre alt, kam aus seinem Zimmer und sagte: »Morgen gehst du hin und kündigst!« Für J. war es das Zünglein an der Waage. Am nächsten Tag kündigte er. »Es war ein Befreiungsschlag«, sagt er.

In den darauffolgenden Monaten arbeitete J. gar nicht. Er würde seinen Zustand nicht als »ausgebrannt« bezeichnen, sagt er. »Traumatisiert« treffe es eher. Er saß oft am Klavier, beschäftigte die Hände. Die Musik füllte den Kopf.

Nach ein paar Monaten begann er, sich nach einem neuen Job umzusehen. Er wurde sich einig mit einem Klinikchef in Skandinavien. Bis zum Dienstantritt dort arbeitete er als Honorararzt. Während er in einem Krankenhaus im Osten Deutschlands tätig ist, telefonieren wir zweimal. Er sagt, sein Blick auf seinen ehemaligen Arbeitgeber habe sich ein wenig gewandelt. Er habe geglaubt, die Zustände dort seien eine traurige Ausnahme. Das sei aber offenbar nicht der Fall. Er hat nicht viel Zeit zu reden, umreißt schlagwortartig die Situation in dem Haus, in dem er seit ein paar Wochen Schichten als Anästhesist übernimmt: Die Ärzte würden behandelt wie Hilfsarbeiter und auch so bezahlt. Die Gehälter würden gedrückt durch die Einstellung von Medizinern aus osteuropäischen Ländern, von denen die meisten kein Deutsch sprächen. Es sei einfach keine Kommunikation möglich. Nicht bei Konferenzen, nicht im Operationssaal. Das Betriebsklima sei so schlecht, dass niemand wage, die offenkundigen Probleme anzusprechen. In den Augen der Verwaltung sei es die Aufgabe der Ärzte, möglichst viele Patienten ranzuholen. Wer nicht pariere, bekomme Druck.

Das Arsenal der Druckmittel, das lerne ich in den folgenden Monaten, ist groß.

10.
Warum Ärzte operieren

Ich traf Sarah zufällig bei einer kleinen Feier wieder. Seit dem Abitur hatte ich sie nicht mehr gesehen. Sie war Sprachheiltherapeutin geworden und arbeitete in der Neurochirurgie einer renommierten Uniklinik im Südwesten von Deutschland. Ihre Aufgabe bestand darin, den Patienten ihrer Abteilung – hauptsächlich Unfallopfer und Patienten nach chirurgischen Eingriffen im Mund- und Kieferbereich – mit viel Zuwendung und Mühe ehemals selbstverständliche Fähigkeiten wieder beizubringen, die uns zu sozialen Wesen machen. Vor allem sprechen. Aber auch atmen, schlucken, essen und kauen, ohne sich zu verschlucken und zu ersticken.

Viele ihrer Patienten haben am Anfang der Therapie noch eine sogenannte »Trachealkanüle«, ein Röhrchen, das durch einen Schnitt am Hals direkt in die Luftröhre gelegt wird. Durch die Kanüle können die Patienten einerseits beatmet werden. Andererseits verhindert die Kanüle, dass der Träger an seiner eigenen Spucke erstickt, wenn er starke Schluckstörungen hat. Eine Trachealkanüle kann lebensrettend sein. Wenn sie zur Dauereinrichtung wird, sagt Sarah, verzweifeln viele. Die Kanüle reizt die Luftröhre. Weil die Atemluft durch die Kanüle ein- und ausströmt, riechen die Patienten kaum noch etwas. Das Sprechen muss vollkommen neu erlernt werden. Das klappt nicht immer: Viele Patienten bleiben stumm. Essen kann man mit der Kanüle nur unter besonderen Bedingungen. Und selbst dann nur unter Aufsicht. »Man muss sehr konzentriert sein, um sich mit der Kanüle nicht zu verschlucken. Das kann tödlich sein. Essen in Gesellschaft ist absolut tabu.« Damit fällt eine wichtige Facette der Lebensqualität, das gemeinsame Essen, weg.

Sarah setzt alles daran, die Trachealkanüle schnell zu ziehen, wenn es medizinisch vertretbar ist. Ihr geht das Herz auf, wenn sie ein Stück Lebensqualität zurückschenken kann. Sarah liebt ihren Beruf. Aber sie deutet an, dass sie seit einiger Zeit auf Stationen aushelfen muss, deren chirurgische Eingriffe sie nicht tolerieren kann.

Einige Monate später lädt sie mich zu einer Teamsitzung der Logopäden an die Uniklinik ein. Die beiden Kollegen, die dabei sein werden, Carla und Holger, haben zugestimmt. Alle drei sind der Meinung, dass bei vielen Chirurgen ein ethisch bedenklicher Operationsrausch ausgebrochen sei.

Am Tag der Teamsitzung holt Sarah mich morgens am Haupteingang der Uniklinik ab. Wir durchqueren das gewaltige, Glasdach-überwölbte Entree. Sonnenlicht wirft durch die Blätterkronen übergroßer Topfpflanzen Muster auf den Boden und auf die weißen Kittel der Ärzte, die kurz aufleuchten und dann in den dunkleren Fluren verschwinden. Sarah führt mich einen langen Gang entlang. Ihre Kollegen warten im Planungsbüro der Therapeuten. Sarah schließt eilig die Tür. Händeschütteln, dann Instruktionen: Falls jemand hereinkommt und fragt, wer ich bin, soll ich sagen, dass ich mich um ein Praktikum bewerbe. Außerdem: Alle drei wollen nicht unter ihrem richtigen Namen genannt werden, sonst würden sie ihren Job verlieren. Aber reden wollen sie unbedingt. Ich bitte die drei, mir möglichst an einem konkreten Fall zu schildern, was sie der Klinik und den Ärzten vorwerfen. Holger nickt und erzählt die Geschichte von Marita. Ein typischer Fall, sagt er.

Marita war 92, eine rüstige Rentnerin, die sich noch gut allein versorgte. Als ein Arzt auf ihrer Zunge ein kleines knubbeliges Geschwulst entdeckte, wies er sie in die Uniklinik ein. Es stellte sich heraus, dass Marita Krebs hatte. Ein sogenanntes Plattenepithelkarzinom. Das Geschwulst machte Marita wenig Probleme, aber der Krebs war aggressiv. Die Entscheidung war schnell gefällt: Man würde ihr einen Teil der Zunge wegnehmen.

Was das für ihr weiteres Leben bedeuten würde, hatte Marita nicht begriffen. Eingriffe an der Zunge, so Holger, seien für die Patienten dramatisch. Selbst wenn nur ein kleiner Teil fehle, müsse das Sprechen, Schlucken und Essen vollkommen neu erlernt werden. Als Holger mit ihr nach dem Eingriff die ersten Schluck- und Sprechübungen machte, wirkte sie niedergeschlagen. Sie starrte viel aus dem Fenster. Doch erste Erfolge motivierten sie. Sie wollte noch mit ihren Enkeln reden können, sagt Holger.

Kurz darauf ergab eine Untersuchung, dass der Krebs nicht besiegt war. In den Lymphknoten fanden die Ärzte Tumorzellen. Damit sanken die Heilungschancen erheblich. Auch an der Zunge wurden neue Wucherungen entdeckt. Marita wurde zur »Maximal-OP« geraten. Die Chirurgen nahmen ihr nun die ganze Zunge heraus. »Einen Tag vor Weihnachten«, sagt Sarah. Marita verstand erst nach der Operation, dass sie nie wieder würde sprechen können. Bei der Entlassung bat Maritas Tochter, man möge ihrer Mutter noch die Trachealkanüle ziehen, bevor es nach Hause gehe. Sarah legte der alten Frau die Hände auf die Schultern und erklärte, dass sie die Kanüle nun für den Rest ihres Lebens tragen müsste. Dass professionelle Pfleger sie rund um die Uhr versorgen müssten.

Die drei Therapeuten sitzen nun stumm am Besprechungstisch. Carla hatte Muffins für alle zum Frühstück mitgebracht, aber keiner isst. Sarah sagt: »Wie am Fließband geht das hier. Operieren, operieren. Die Leute überleben manchmal vielleicht ein paar Monate länger – aber *wie*, fragt keiner.« Carla ergänzt: »Was mich fertigmacht, ist auch, dass die Ärzte hier die OPs an sich selbst nie machen lassen würden. Im fortgeschrittenen Stadium schon gar nicht, wenn nicht mal Aussicht auf Heilung besteht. Neulich hat ein Oberarzt zu mir gesagt: ›Ich würde mir eher einen Strick nehmen, als mich unters Messer zu legen.‹ Die drei erzählen von weiteren Fällen und Ereignissen, springen schnell in den Krankheitsbildern hin und her, berichten von neuen und alten Zeiten in der Klinik. Ich schreibe mit, so schnell ich kann.

Nach einer Stunde werden die drei nervös. Die nächsten Termine drängen. Carla zieht eilig einen weißen Kittel über. Als ich mich bei ihr für das Gespräch bedanken will, wehrt sie ab und sagt, es sei schön gewesen, für eine Stunde die Ohnmacht abzulegen und sich nicht als Mitläufer zu fühlen. Sarah schickt mir kurz darauf einen Link zu einem Artikel der *New York Times* mit dem Titel »How Doctors Die«, »Wie Ärzte sterben«. Ich lese, dass Ärzte lebensverlängernde Maßnahmen und aggressive Maßnahmen wie Chemotherapie und Operationen bei nicht heilbaren Krankheiten meist ablehnen. In einer Studie der Stanford School of Medicine waren es fast 90 Prozent, die angaben, dass sie so entscheiden würden – für sich.[23] Nicht aber für ihre Patienten.

Ärzte legen offenbar nicht nur am Lebensende bei sich selbst andere Maßstäbe an als bei ihren Patienten. Auch bei Standard-Operationen sind Mediziner bei sich und ihren Angehörigen zurückhaltender als bei fremden Patienten. Das hat unter anderen Professor Marcus Schiltenwolf in einer Studie untersucht. Er ist auf konservative Orthopädie spezialisiert, das heißt auf Behandlungen, die ohne Operation auskommen. An der Universitätsklinik Heidelberg leitet er den Bereich Schmerztherapie. Er behandelt zahlreiche Patienten, die chronische Schmerzen am Rücken, Nacken und an den Gelenken haben. Viele von ihnen sind zuvor operiert worden.

Ich habe mich mit Marcus Schiltenwolf auf der Terrasse der Klinik-Cafeteria verabredet. Mit ein paar Minuten Verspätung eilt er heran: ein schlanker, durchtrainierter Mann mit dunklem Teint und Glatze. Eine kleine Brille mit runden Gläsern verleiht ihm eher das Aussehen eines Künstlers als das eines Mediziners. Aber sobald er sich setzt und in den Zuhör-Modus schaltet, nimmt sein Gesicht den Ausdruck eines Arztes bei der Arbeit an: Man fühlt sich beobachtet. Als ich ihn nach seiner Studie frage, erzählt er mir, er habe immer schon bemerkt, dass Ärzte ganz spezielle Patienten seien. Was wenig verwunderlich sei aufgrund ihres Wissens. »Patienten glauben oft an die grenzenlosen Wunder der Medizin. Ärzte wissen, dass Medizin Grenzen hat. Und sie wissen auch, was schiefgehen kann, zum Beispiel bei Operationen. Das führt zu Ängsten, die zum Teil sicher irrational sind, zum Teil aber auch begründet.«

Für seine Forschungsarbeit hat er zusammen mit vier anderen Ärzten untersucht, welche Eingriffe Mediziner an sich vornehmen lassen würden, wenn sie selbst Patienten wären. 200 Orthopäden wurden zu elf orthopädischen Standard-Operationen befragt. Darunter: das Einsetzen einer Hüftprothese (bei Hüftkopfnekrose), die Verlängerung eines Beines (bei einseitiger Beinverkürzung von vier Zentimetern) und die Operation eines Bandscheibenvorfalls, der seit einem Jahr Schmerzen bereitet. Die Orthopäden zeigten sich insgesamt nicht sehr operationswillig. Dem Bandscheibeneingriff stimmten gerade mal 17 Prozent zu.[24]

»Operationen ja! Aber bitte nicht bei mir.« – Das deckt sich mit den Interviews und Gesprächen, die ich im Laufe der Recherche mit Klinikangestellten geführt habe. Ein Chirurg erklärte mir nach einer Knie-OP, dass er sich selbst nur im allergrößten Notfall am Knie »rumschneiden« lassen würde. »Die sind doch nicht blöd«, antwortete eine OP-Schwester auf meine Frage, ob sich in ihrer Klinik auch Ärzte am Rücken operieren lassen würden. Sie packte den Rest ihres Pausenbrots in eine Plastikbox und stand auf. Quietschende Gummischuhe, das Zischen einer Schleusentür. Die nächste OP würde gleich beginnen.

»Warum machen Ärzte Operationen«, frage ich Hartwig Bauer beim nächsten Telefonat, »die sie an sich selbst nicht machen lassen würden? Warum sagen die Ärzte nicht: Ich würde es nicht machen?« Bauer seufzt. Es klingt, als wolle er sagen: Sie wissen nicht, worauf Sie sich einlassen. Schließlich antwortet er, es gebe viele Gründe, viele Faktoren. Nach langen Erklärungen verstehe ich: Keiner der Gründe ist allein ausschlaggebend, aber alle zusammen addieren sich zu einem schweren Gewicht, führen beim Abwägen der richtigen Therapie zu einem Ungleichgewicht, können die Waagschale in Richtung Operation senken.

Hartwig Bauer schickt mir unmittelbar nach dem Gespräch einen Artikel aus dem *Deutschen Ärzteblatt* zu.[25] Es geht darin um die Verträge der Chefärzte, die an deutschen Krankenhäusern angestellt sind. Traditionell, so hatte mir Bauer erzählt, bekommen leitende Ärzte ein Grundgehalt, das mit sogenannten »variablen Vergütungen« aufgebessert wird. Das waren früher hauptsächlich Honorare aus dem Liquidationsrecht, dem Recht, die Behandlungskosten für Privatpatienten ganz oder teilweise persönlich in Rechnung zu stellen. Diese Regelung, so Bauer, werde in den Verträgen seltener – zugunsten einer neuen Idee der Vertragsgestaltung.

Während ich den Artikel lese, wandelt sich mein Blick auf die Institution Krankenhaus und die Rolle der Ärzte. Das *Ärzteblatt* zitiert aus der Studie »Führungs- und Fachkräfte in Krankenhäusern 2012« der Unternehmensberatung Kienbaum: Fast 50 Prozent der Chefärzte, die heute neu angestellt würden, bekämen einen sogenannten »Zielleistungsvertrag« vorgelegt. Das bedeutet: Dem Mediziner wird ein Grundgehalt angeboten, das er nicht mehr mit Privathonoraren aufstocken kann, sondern mit einem Bonus. Den Bonus bekommt er, wenn er die von der Klinik formulierten Zielleistungen erfüllt. Ich kenne das Prinzip von einem meiner Bekannten, der Industrieböden verkauft. Ist er kurz vor dem Ziel, an dem ihm und seiner vierköpfigen Familie der Bonus winkt, krempelt er die Ärmel noch mal richtig hoch. Solche Anreize sind in der Wirtschaft verbreitet. Dass sie es im Krankenhaus auch sind, lädt für mich manche längst vergangene Situation im Nachhinein mit Zweifeln auf. In Gedanken sitze ich noch einmal am Bett eines Freundes, der an der Prostata operiert wurde. War das wirklich nötig? Ich denke an die

Kniearthroskopie eines Kollegen, an die Gebärmutterentfernung einer Bekannten. Professor Bauer hebt nach dem zweiten Klingeln ab, als habe er auf meinen Anruf gewartet. »Was sind das genau für Ziele, die in den Verträgen stehen?«, frage ich ihn. »Unternehmensziele«, sagt Bauer. »Meistens Umsatzziele. Der Chefarzt bekommt einen Bonus, wenn seine Abteilung wirtschaftlich erfolgreich ist.« Ich will wissen, wie das im Vertrag formuliert ist. Bauer nennt verschiedene Beispiele: Ein Ziel kann sein, dass es in der Abteilung 5 Prozent mehr Patienten gibt als im Vorjahr. Dass die Abteilung 10 Prozent mehr Gewinn macht. Dass die Sachkosten sinken. Dass 50 Knieprothesen mehr eingebaut werden. Dass die Anzahl der Rückenoperationen über 150 steigt.

Ich versuche, mich in einen Chefarzt hineinzuversetzen, dem ein Bonus-Vertrag vorgelegt wird. Kann er den nicht ablehnen? Oder nagt seine Familie dann am Hungertuch? Ich suche nach Veröffentlichungen zu Chefarztgehältern, werde wieder bei Kienbaum fündig: Aus dem Vergütungsreport »Ärzte, Führungskräfte und Spezialisten in Krankenhäusern 2013«[26] geht hervor, dass ein Chefmediziner in deutschen Kliniken durchschnittlich 279 000 Euro im Jahr verdient. Rund 73 000 Euro davon sind Boni – eine Frage auf Leben und Tod sind die Sonderzahlungen offenbar nicht. Ich versuche, einen Chefarzt zu finden, der einen Zielleistungsvertrag unterschrieben hat, zunächst mithilfe von Hartwig Bauer, dann über die Mediziner-Gewerkschaft Marburger Bund. Beides erfolglos. »Die Ärzte wissen, dass ein großer Teil dieser Verträge gegen die Muster-Berufsordnung verstößt«, sagt Bauer. Diese verbietet es Ärzten, eine Vergütung zu vereinbaren, die ihre Unabhängigkeit oder ihre medizinischen Entscheidungen beeinflusst.

Wochen später passiert doch noch etwas. Mir wird der Zielleistungsvertrag einer Chefärztin zugespielt, ein Scan, per E-Mail. Die persönlichen Daten des Vertrages sind geschwärzt, doch die übrigen Vertragsformulierungen sind klar zu lesen. In der Präambel heißt es: »Gesellschaft und Sektionsleiterin sind sich einig, dass im Rahmen des bestehenden Arbeitsverhältnisses eine Zielvereinbarung getroffen werden soll. Die Sektionsleiterin soll hierdurch zu außergewöhnlichen Leistungen für die Gesellschaft angespornt werden ...« Weiter unten sind die Ziele benannt. Ziel 1: Der Anteil der Privatpatienten, gemessen an der Fallzahl der Gesamtabteilung (Bezeichnung geschwärzt), beträgt mindestens 8,5 Prozent. Ziel 2: Die Anzahl der Primärkarzinome (Bezeichnung geschwärzt) ist auf 150 zu steigern.

Auch der vereinbarte Bonus ist lesbar: Für 8,5 Prozent Privatpatienten gibt es 14 000 Euro, für 9,5 Prozent 18 000 Euro. Die Akquise von 150 Patienten mit einer bestimmten Krebsart bringt der Ärztin weitere 14 000 Euro. Wenn sie ihr Soll übererfüllt und 190 Patienten vorweisen kann, erhält sie 34 000 Euro.

Wenige Tage darauf klingelt mein Telefon. Auf dem Display leuchtet eine Berliner Nummer, die ich nicht kenne. Es meldet sich ein Mann, den ich über die Facebook-Seite von Medleaks angeschrieben hatte, einer vor zwei Jahren gegründeten und inzwischen leider schon wieder aufgelösten Internetplattform. Sie wollte Ärzten und anderen Klinikangestellten die Möglichkeit geben, anonym Missstände zu melden und brisante Dokumente zu veröffentlichen: gesetzeswidrige Dienstpläne, ethisch bedenkliche Anordnungen und Verträge. Die Gründer von Medleaks hielten sich bedeckt. Die Facebook-Seite und das Portal *medleaks.org* verrieten nichts über die Personen, die dahintersteckten. Außer, dass sie Ärzte sind. Am Telefon nennt der Mann nun seinen Namen, bittet aber darum, ihn nicht öffentlich zu machen. Er stehe, so sagt er, noch mitten im Geschäft. Wenn die Kliniken erführen, wer hinter der »Petz-Plattform« Medleaks gestanden habe, sei er nicht nur seinen Job los, sondern auch abgeschnitten von seinen Informanten. Er willigt trotzdem ein, mir ein Fernsehinterview zu geben. Verdeckt natürlich.

Vier Wochen später holt er mich in Berlin von einem S-Bahnhof ab. Anfang dreißig, Jeans, Sweatshirt, dunkle Jacke. Er steigt aus, um mir die Beifahrertür seines Wagens zu öffnen. Erstkontaktbeklommenheit in dieser eigenartigen Situation: Er ist auf meine absolute Diskretion angewiesen, ich auf seine Offenheit. Vordergründig beschäftigen wir uns mit Smalltalk, im Hintergrund bauen wir an einer Art provisorischen Brücke des Vertrauens. Wir essen zusammen zu Abend. Das Thema Medizin kommt mit auf den Tisch. Es werden keine netten Plauderstunden. Sarkasmus und Eloquenz gehen eine böse Mischung ein, als er beginnt, vom Klinikalltag zu berichten. Mit Schwung schubst er mich hinter die Kulissen seiner Arbeitswelt, in das Leben eines jungen Arztes, der einmal stolz seine Approbationsurkunde entgegengenommen hat. Der – wie alle Ärzte in Deutschland – Mitglied der Bundesärztekammer wurde. Welche ihm per Post die Berufsordnung zuschickte. Teil dieser Berufsordnung ist auch das Genfer Gelöbnis – das manche junge Mediziner sogar bei einem feierlichen Festakt unter Kronleuchtern gemeinsam wie das Glaubensbekenntnis in der Kirche sprechen:

»Bei meiner Aufnahme in den ärztlichen Berufsstand gelobe ich feierlich: Mein Leben in den Dienst der Menschlichkeit zu stellen … Die Gesundheit meines Patienten soll oberstes Gebot meines Handelns sein … Ich werde jedem Menschenleben von seinem Beginn an Ehrfurcht entgegenbringen und selbst unter Bedrohung meine ärztliche Kunst nicht in Widerspruch zu den Geboten der Menschlichkeit anwenden. Dies alles verspreche ich feierlich und frei auf meine Ehre.«

Mit Ehre, sagt der Medleaks-Mann, habe das nichts zu tun. Es sei ein Kampf unter Assistenz- und Oberärzten um Zentimeter: die Zentimeter, die der eigene Stuhl dem des Chefarztes näher rückt. Der Chefarzt werde verehrt wie ein Gott. Obwohl dessen Glanz in den letzten Jahren etwas verblasst sei – wer kann schon glänzen, wenn er einmal im Monat zum Controller zitiert wird wie ein Schuljunge. Das hat die Situation in den Kliniken nicht vereinfacht. Der Gott darf kein Gott mehr sein, das macht ihn reizbar. Der Medleaks-Mann sagt:»Da hat der sich 20 Jahre seines Lebens hochgebuckelt, und plötzlich steht er vor einem Typen im schwarzen Anzug.« Dann geht es um die Zahlen: Zu viele schlechte Patienten, zu wenig von den Guten. Gewinnkurven werden gezeigt. Denken Sie an all die Mitarbeiter, Kollege; ob diese Klinik überlebt, hängt auch von Ihnen ab. Die Arbeitsverträge mit den Zielvereinbarungen werden in Erinnerung gerufen. Die Ziele seien meist wirtschaftlicher Natur, erklärt der Medleaks-Gründer. Einen Bonus für gute Qualität – das gebe es vermutlich, irgendwo.»Habe ich aber noch nie gesehen.«

Manche Zielvereinbarungen läsen sich zunächst gut. Zum Beispiel: Belohnung für die Wartezeitverkürzung der Patienten in der Notaufnahme.»Steckt man drin, sieht man, was es bedeutet: Die verantwortlichen Ärzte können ja kein Personal einstellen. Sie sollen also schneller arbeiten. Sie sollen nicht mehr vier Minuten mit dem Patienten verbringen, sondern nur noch drei. Das ist das Gegenteil von Qualität.« Die meisten Bonusverträge, die er kenne oder von denen er über Medleaks erfahren habe, seien ganz klar wirtschaftlich ausgerichtet: Steigerung der Patientenzahlen, Steigerung des Gewinns. Warum, frage ich, unterschreiben die Ärzte so einen Vertrag?»Viele wollen den gar nicht«, antwortet er.»Ich weiß für mich, dass ich solche Bonussysteme ablehne und sie nicht angenommen habe. Und das weiß ich auch von anderen Kollegen. Sie werden allerdings ein Karriereproblem bekommen. Wenn Sie solche Verträge rundweg ablehnen, dann lehnen die Kliniken eben Sie ab. Die sind darauf aus, das Gehalt von leitenden Ärzten an konkreten Unternehmenszielen festzumachen, um die Ärzte mit ins Boot zu holen. Das ist die effektivste Waffe, das effektivste Druckmittel, das die Verwaltung eben hat.«

Der Bonus ist das Zuckerbrot. Die Peitsche zieht die Verwaltung, wenn die Zahlen nicht erreicht werden. Dann drohen

Sanktionen.»Wenn Abteilungen gewisse Leistungen nicht mehr bringen, werden Betten abgebaut. Das Argument der Bettenkürzung ist in der Regel die erste Waffe eines Verwaltungschefs gegen einen Chefarzt. Er droht damit, Zimmer zu schließen und an andere gewinnträchtige Abteilungen zu überschreiben.« Beispielweise wird den Internisten ein Zimmer weggenommen und den plastischen Chirurgen zugeschlagen oder den Orthopäden, wenn die mehr Geld bringen als die innere Medizin. An der Anzahl der Betten pro Klinik aber hängen die Stellenschlüssel, die Anzahl der Pflegekräfte, die Anzahl der Assistenzärzte und die Anzahl der Oberärzte.»Das ist unmittelbarer wirtschaftlicher Druck für alle dort arbeitenden Kollegen.«

Ein Arzt, der sich dem Patienten verpflichtet fühlt, müsse sich doch mit so etwas elend fühlen, sage ich.»Man sollte mal«, ist seine Antwort»eine Komödie machen, eine rabenschwarze Komödie, in der sich im Hintergrund dauernd Ärzte umbringen oder trinken oder Drogen nehmen oder in der Umkleide heulen. Die Geschichten dazu kann ich alle liefern.« Nachts um eins im Hotel google ich die Selbstmordraten von Ärzten. Ich finde eine deutsche Studie, nach der die Hälfte aller Mediziner schon mal daran gedacht hat, sich das Leben zu nehmen.[27]

Obwohl Bonuszahlungen für wirtschaftliche Ziele von Medizinern und ihren Standesvertretungen seit über zehn Jahren vehement kritisiert werden, passierte lange Zeit nichts. Das Problem wurde wie eine heiße Kartoffel in der schier unübersichtlichen Menge an Gremien, Ausschüssen und Unterausschüssen der deutschen Gesundheitslandschaft herumgereicht: Jeder gab es so schnell wie möglich weiter. Die wenigen Medienberichte verpufften. Er wünsche sich einen Skandal, sagte mir ein Berliner Chefarzt. Einen richtig handfesten Skandal. Mit Toten. Der die Medien über Monate am Ball halte. Sonst laufe das immer so weiter.

Der Skandal war zu diesem Zeitpunkt längst da, wand sich wie ein rasant wachsendes Küken in seinem Ei. Am ersten

Wochenende im Juli 2011 durchschlug er die Schale und kam ans Licht. In der Hauptverwaltung der Deutschen Stiftung Organtransplantation klingelte das Telefon. Eine Frau sprach auf den Anrufbeantworter, anonym: Es gebe kriminelle Machenschaften an der Universitätsklinik Göttingen. Ob man dort Organe kaufen könne?[28] Der Anruf brachte eine Lawine ins Rollen. Aktenüberprüfungen, Hausdurchsuchungen, polizeiliche Ermittlungen. Es stellte sich heraus, dass im neu aufgebauten Lebertransplantationsprogramm Patientendaten manipuliert worden waren. Laborwerte wurden gefälscht, Dialysen erfunden. Auf diese Weise rutschten Patienten auf der Warteliste der europäischen Organvergabe-Organisation Eurotransplant weiter nach oben. Darunter waren möglicherweise auch Patienten, die nicht dringend eine neue Leber brauchten. Einige von ihnen starben nach dem risikoreichen Eingriff.

Die Operationen spülten viel Geld in die Kassen der Klinik – und auch in das Portemonnaie des Chirurgen, wie sich herausstellte: Im späteren Gerichtsprozess erläuterte ein ehemaliges Vorstandsmitglied der Universitätsklinik Göttingen, der Angeklagte habe ab der 21. Transplantation, die er pro Jahr durchführte, einen Bonus von 1500 Euro für die Verpflanzung jeder Leber erhalten. Und zwar bis zur 60. Transplantation. Ab der 61. OP gab es keinen Bonus mehr. 2009 transplantierte er 59 Lebern. 2010 waren es 58. Die Bonusregelung galt nur für zwei Jahre. 2011 sank die Anzahl der Leberverpflanzungen: Der Arzt setzte – bis er Ende November »von seinen Aufgaben entbunden wurde« – 31 Organe ein.[29]

Im August 2012 trug ein Insider die Informationen an die Presse. Der Ruf nach neuen Gesetzen wurde laut: Der Bonus gehöre abgeschafft, die Vergütung der Chefärzte müsse vom Umsatz abgekoppelt werden. Die Ärzte sollten endlich wieder unabhängig von finanziellem Druck medizinische Entscheidungen treffen und den Patienten wieder zum Mittelpunkt ihres Handelns machen können. Das Gesetz kam. Der Paragraf 136a schob sich ins Sozialgesetzbuch. Doch er schaffte Zielleistungsverträge und Boni nicht grundsätzlich ab. Stattdessen forderte das Gesetz Bundesärztekammer und Deutsche Krankenhausgesellschaft auf, sich neue Formulierungen für die Chefarztverträge zu überlegen. Diese Formulierungen sollten dergestalt sein, dass sie Boni für sogenannte »Einzelleistungen« – wie zum Beispiel die Steigerung von OP-Zahlen – verhindern. Diese Empfehlungen wurden zuletzt im Herbst 2014 aktualisiert. Danach dürfen für einzelne Eingriffe keine finanziellen Anreize mehr vereinbart werden. Hat sich jetzt etwas verändert?

Ich rufe Professor Hans Fred Weiser an, langjähriger Chefarzt und Chirurg, heute Präsident des Verbandes der leitenden Krankenhausärzte, VLK. VLK und Bundesärztekammer haben gemeinsam eine »Koordinierungsstelle« eingerichtet, in der Chefarztverträge auf fragwürdige Zielvereinbarungen überprüft werden. Hans Fred Weiser ist ein exzellenter Kenner des deutschen Gesundheitssystems – soweit das überhaupt möglich ist. Er sitzt in zahllosen Gremien der Bundesärztekammer, der Deutschen Krankenhausgesellschaft, des Gemeinsamen Bundesausschusses. Er kann ausholen und jede Information mit einem Dutzend Fußnoten versehen. Als ich ihn frage, was sich bei den Zielleistungsverträgen seit Einführung des neuen Paragrafen 136a geändert habe, sagt er einfach nur: »Nichts.« Erstens gäbe es keine Kontrollen und keine Strafen. Zweitens würden Gesetz und Empfehlungen umgangen. Der Trick der Krankenhausverwaltungen sei es, die Formulierungen in den Verträgen möglichst kompliziert zu gestalten. Es stehe eben nicht mehr explizit drin, dass eine bestimmte Operation häufiger gemacht werden solle. Stattdessen seien die Boni an »komplexere Konstrukte« gekoppelt – alles letztlich betriebswirtschaftliche Größen, die genauso dazu verführten, Masse zu machen. »Die ganz Schlauen in den Kliniken«, sagt Weiser, »machen es inzwischen so: Sie schreiben einen Vertrag, in dem steht: ›Wir stellen Sie ein. Den Rest regeln wir im Innenverhältnis.‹ Solche Regelungen sind dann Interna – und unterliegen der Schweigepflicht.«

Inzwischen ist ein neues Gesetz auf dem Weg. Ob es nun tatsächlich die Boni für die Steigerung von Operationen (oder vergleichbarer Aspekte) verbietet, sei noch immer unklar, so Prof. Weiser. »So, wie es zurzeit formuliert ist, wird sich leider wieder nichts ändern.«

Die Bonuszahlungen seien deshalb noch immer ein »massiver Fehlanreiz«, so Weiser. Auch Hartwig Bauer vom Verband der deutschen Gesellschaft für Chirurgie sieht das so. Er will keinem Arzt »unethisches Verhalten unterstellen«. Doch er ist der Meinung, dass Bonuszahlungen, die irgendwie an den wirtschaftlichen Erfolg einer Abteilung geknüpft sind, mitunter das Zünglein an der Waage sind. Zumal viele Chefarztverträge inzwischen befristet seien und eine Vertragsverlängerung von den Zahlen abhänge, die der Chefarzt liefere: »Es gibt viele Patienten, bei denen kann man operieren oder eine andere Therapie ausprobieren. Beides geht. In solchen Graubereichen besteht dann die Gefahr, dass man den Fehlanreizen unterliegt.«

So problematisch das Bonussystem auch sein mag – es ist längst nicht der einzige Grund, warum Ärzte operieren. Es ist vielleicht nicht einmal der wichtigste. Michael Scheele war 16 Jahre lang Chefarzt in einer großen Frauen- und Geburtsklinik in Hamburg. Als Geburtshelfer operierte er selbst nicht, arbeitete aber mit den operierenden Kollegen eng zusammen. »Wenn Sie operieren«, sagt er, »sind alle glücklich. Das ist das Problem.« Er nennt ein Beispiel: Eine Frau wird mit starken Unterleibsschmerzen eingeliefert. Im Ultraschall ist zu sehen, dass eine Eierstockzyste geplatzt ist. Dabei wird Flüssigkeit frei, die in den Bauchraum fließt und das Bauchfell reizt. Das ist fast immer ungefährlich und heilt von allein, selten reißen auch Blutgefäße mit. Wenn Blut in den Bauchraum läuft, muss operiert werden. Sonst nicht.

Scheele sagt, es gebe nun zwei Möglichkeiten: sofort operieren oder einfach Schmerzmittel geben und zur Sicherheit mehrmals am Tag per Ultraschall kontrollieren. Das klingt einfach. Aber im Krankenhausalltag kann der Fall zu einer organisatorischen Bombe werden: Der Arzt muss seine Arbeitszeit so organisieren, dass er die Frau mehrfach untersuchen kann. Schwierig im unkalkulierbaren Tagesablauf einer Klinik. Eventuell muss er auch nachts mehrfach aufstehen. Dazu kommt die rechtliche Situation:»Die Ärzte«, sagt Scheele,»fürchten sich vor der falschen Entscheidung. Die Patienten sind klagefreudiger geworden. Da ist operieren allemal sicherer als nicht operieren. Denn zu viel operieren wird so gut wie nie moniert.« Die OP ist auch lukrativer für die Klinik. Für ein paar Schmerztabletten und zwei Tage Beobachtung zahlen die Kassen fast nichts. Ganz ähnlich, sagt er, sei die Situation bei Kaiserschnitten.»Wenn Sie operieren, haben Sie weniger Umstände. Sie schaffen sich auf einen Schlag eine Menge Probleme vom Hals – und alle sind auch noch zufrieden mit Ihnen! Der Controller, der Kaufmännische Direktor und oft sogar die Patienten, die den Eindruck haben, dass Sie sie ernst nehmen und etwas tun. Es ist viel anstrengender, Patienten zu erklären, warum Sie nichts tun. Das dauert länger. Und die Zeit haben Sie eigentlich sowieso nicht.« Ein Bonus obendrauf mache die Sache dann richtig rund.

Nachdem ich mehrere Experten zu Zielleistungsverträgen interviewt habe, tippe ich die Ergebnisse stichwortartig zusammen. Boni können Chefärzte dazu verführen, mehr OPs zu machen als notwendig. Es klingt logisch. Es stimmt. Trotzdem fehlt etwas. Es wurmt mich, dass ich nicht darauf komme. Erst als ich ein Diagramm auf meine weiße Tafel im Büro zeichne, mit Pfeilen, wer von wem abhängig ist, komme ich drauf: Die Lücke auf der Tafel gähnt hinter dem Chefarzt. Ich verstehe nicht, wie der Chefarzt an OP-Patienten kommt. Er stellt, so viel steht fest, die wenigsten Diagnosen persönlich. Er behandelt die wenigen Privatversicherten und vielleicht ein paar Patienten mit außergewöhnlichen Krankheitsbildern. Die Masse der Patienten dagegen wird von seinen Ober- und Assistenzärzten betreut. Sie sind auch für den Erstkontakt zuständig, hören die Krankengeschichten und machen die ersten Untersuchungen. Werden die Jungmediziner angewiesen, OP-Patienten heranzuschaffen? Teilt der Chefarzt seinen Bonus mit ihnen, oder wie sonst schafft er es, dass seine Untergebenen ihm beim »Patientensammeln« helfen? Ich suche Literatur dazu, finde keine. Rufe die Chirurgen und Klinikärzte an, die ich kenne. Die ducken sich weg. Manche treten die Flucht nach vorn an: Wer operiert werden will, der wird auch operiert, sagt einer. Der Krug geht eben so lange zum Brunnen, bis er bricht. Will heißen: Ein Patient findet immer jemanden, der den Eingriff macht. Warum dann nicht wir? Ich sehe Karl mit der Knieprothese vor mir, der mit einer großen weißen Tüte voller Schmerztabletten aus der Apotheke humpelt. Und Johann, der mit angezogenen Knien auf dem Sofa liegt. Bevor ich die Contenance verliere, beende ich das Gespräch.

Ich versuche mich damit zu beruhigen, dass ich an einem wichtigen Punkt der Recherche angelangt bin, wenn alle mauern. Aber wenn ich niemanden finde, der konkret wird, hilft mir das nicht. Ich beginne, nach Aussteigern zu suchen, die etwas riskieren können.

Ein halbes Jahr später lerne ich Paul Brandenburg kennen. Er läuft in einer Berliner Fußgängerzone auf mich zu. Ich sehe ihn schon von Weitem: weiße Hose mit Reflektoren, Jacke in Knallorange, auf dem Ärmel das Malteser-Rettungsdienst-Abzeichen. Die Leute machen ihm Platz, manche bleiben stehen und blicken ihm nach. Man sieht ihren Gesichtern an, dass sie sich fragen, was passiert ist; dass sie Mitleid haben mit dem Menschen, der hier irgendwo liegen muss, für den irgendeiner den Notarzt gerufen hat. Aber Paul Brandenburg ist außer Dienst, er schüttelt meinem Kameramann und mir die Hand und lotst uns zum Hauptquartier des Rettungsdienstes, durch einen Hof mit Einsatzfahrzeugen, versteckt hinter Backsteinmauern.

Wir wollen hier mit ihm ein Interview führen. Ich hatte Paul Brandenburg kontaktiert, nachdem er in der *Zeit* und auf Facebook mit anderen Ärzten und Klinikangestellten zusammen ein medizinisches Manifest unterzeichnet hatte. Darin ging es um den »Dauerkonflikt« der Ärzte zwischen dem Wohl der Patienten und den wirtschaftlichen Zielen der Klinik. Als ich das erste Mal mit ihm telefonierte, erzählte er mir, dass schon sein Vater Arzt gewesen ist. Auch er selbst wollte unbedingt Arzt werden. Es war sein Traum seit frühester Kindheit. Im Studium entschied er sich für die Transplantationschirurgie. Es trieb ihn um, wie man die Abstoßungsreaktion des Körpers auf eine fremde Niere mindern konnte.

Er war auf einem guten Weg. 2005 bekam er für seine Forschung ein Stipendium. 2008 legte er seinen Doktor an einer der renommiertesten deutschen Klinken mit »summa cum laude« ab. Für die Deutsche Gesellschaft für Allgemein- und Viszeral-Chirurgie war er laut Internetseite der Beste seines Jahrgangs, man kann sagen ein Überflieger. Bis er auf dem Boden der Krankenhausrealität aufschlug. Nach wenigen Wochen als Assistenzarzt eines großen Krankenhauses stellte er fest, dass der Chef einmal im Monat wie ein kleiner Junge vom Controller zusammengefaltet wurde. Wagte er selbst Einwände gegen geplante Operationen zu erheben, gab es zunächst wohlmeinende Ratschläge, das zu unterlassen. Bald darauf aber spürte er schon harte Konsequenzen, von denen er später noch erzählen wird. Er kündigte und arbeitete zwei Jahre lang in der Schweiz. Dort kam er auf die Idee, sich zum Notfallmediziner weiterzubilden. Seit er zurück in Deutschland ist, arbeitet er als freiberuflicher Notarzt für mehrere Rettungsdienste und Krankenhäuser im gesamten Nordosten von Deutschland. Er hat zahllose Kliniken von innen gesehen.

Paul Brandenburg ist der erste Mediziner, den ich treffe, der noch mitten im Berufsleben steht und trotzdem über den Alltag in deutschen Kliniken berichtet, ohne ein Blatt vor den Mund zu nehmen. Er bricht dabei mit einem schon fast ritualisierten Verhalten: Er schließt keine Tür hinter sich, wenn er redet. Er flüstert auch nicht. Floskeln wie »unter uns« oder »das haben Sie aber nicht von mir« fehlen. Er ist bereit, offen vor die Kamera zu treten und unter seinem wirklichen Namen auszusagen. Niemand muss bei ihm zwischen den Zeilen lesen: Er ist eine der wenigen Krähen, die einer anderen durchaus mal ein Auge aushackt. Später wird er ein Buch schreiben, sich in Talkshows mit Politikern, Klinikdirektoren und den einflussreichsten Ärzte-Lobbyisten anlegen. Einige Mediziner werden Beschwerde-E-Mails schicken, nachdem er in meinem Film aufgetreten ist. Die meisten aber werden seinen Mut bewundern. Mut, sagt er, sei das nicht. Er wolle sich nur »nicht mitschuldig machen in diesem System«.

Er sitzt nun in einem Rettungswagen vor unserer Kamera, das Mikro klemmt an seiner Jacke. Sein erstes Fernsehinterview. Wenn er nervös ist, lässt er es sich nicht anmerken. Ich frage ihn, wie ein Chefarzt Patienten »sammele« und wer ihm dabei helfe. Er überlegt. Schließlich sagt er, er müsse anders anfangen. »Das Haus«, beginnt er, »hat ganz harte Vorgaben. Einen wirtschaftlichen Plan, das, was ein Businessplan für jedes andere Gewerbe ist. Daraus geht hervor, wie viele Fälle welcher Sorte von welcher Abteilung operiert werden müssen. Dann heißt es: ›Okay, wir brauchen jetzt noch 50 Hüften in dem und dem Zeitraum, und der Plan muss erfüllt werden, sonst rutschen wir unter unsere Zielvorgaben.‹ Hüften wachsen genauso wenig auf Bäumen wie andere Patienten. Dann wird's eben eng, und dann wird einerseits auf den Chefarzt, andererseits auf die Assistenten durchaus Druck ausgeübt. Dann heißt es: ›Hört zu, bis Jahresende müssen hier noch 50 Hüften operiert werden.‹ Und wenn dann ein Patient reingelaufen kommt in die Sprechstunde und Hüftschmerz beschreibt, dann kann man die Indikation eben sehr weit stellen. Dann wird eventuell eine Hüfte operiert, die gar nicht operiert werden muss.«

»Weist der Chefarzt seine Untergebenen an, solche Patienten zu organisieren?«, frage ich. »Unnötig«, lautet Brandenburgs Antwort. Es funktioniere anders. Der Chef, sagt er, gibt bei morgendlichen Besprechungsrunden oder Fortbildungen die Hauspolitik weiter. Er sagt an, was operiert werden soll und bei welchen Eingriffen die Zahlen gesteigert werden müssen. Das reiche aus. »Der Konkurrenzkampf in der Ärzteschaft ist sehr groß. Ein Assistent, gerade in operativen Fächern, weiß: Ich falle positiv auf, dadurch, dass ich solche Patienten ranhole; dadurch, dass ich diese Indikation stelle oder Patienten generiere, die infrage kommen für den Eingriff. Das freut den Oberarzt, das freut den Chefarzt, und vielleicht hab ich dann die Chance, das sogar selbst zu operieren. Und dann generiert er diese Patienten. Das erfordert keine harte Anweisung. Die sind alle abhängig vom Chefarzt. Vor allem die Assistenten.«

»Was heißt abhängig?«, frage ich. Paul Brandenburgs Antwort schlägt für mich ein neues Kapitel meiner Recherche auf: die Ausbildung von Ärzten.

11.
Lehrjahre

Es verschlingt durchschnittlich zwölf Jahre eines Lebens, bis aus einem Medizinstudenten im ersten Semester ein Facharzt beispielsweise für Chirurgie, Anästhesie oder Orthopädie geworden ist: sechs Jahre Studium, inklusive eines praktischen Jahres, und fünf bis sechs Jahre Facharztausbildung als Assistenzarzt. Man braucht auf diesem Weg viel Kraft und die Fähigkeit, sich auf ein weit entfernt liegendes Ziel zu konzentrieren. Ärzte, die dieses Ziel erreicht haben, sind meist mit Beton in das hierarchische System eingegossen, das sie geformt hat.

Ich erspare Ihnen die Details eines deutschen Medizinstudiums. Bezeichnend ist aber, was eine Studie der Universität Witten-Herdecke gezeigt hat: Die sogenannte Empathie, das Mitfühlen mit dem Patienten, nimmt im Verlauf von Studium und Ausbildung stetig ab.[30] »Assistenzärzte«, sagt Andrea Antolic, »sind mit Überleben beschäftigt.«

Andrea Antolic ist frischgebackene Fachärztin für Gynäkologie. Sie hat viel Zeit für diesen Weg gebraucht, hat Jahre pausiert, weil sie einen Reformstudiengang für Medizin mit aufgebaut hat. Auch die Abteilung innerhalb der Klinik hat sie während ihrer Ausbildung einmal gewechselt. Nun habe sie es gut getroffen, sagt sie und erzählt eine Geschichte: Am ersten Tag in der neuen Klinik gab es eine Besprechung der Assistenzärzte mit dem Chefarzt. Es ging um die Patientinnen, die von den Assistenten nachts behandelt wurden. Andrea Antolic fürchtete diese Meetings. In vielen Abteilungen, sagt sie, wird einer rausgepickt und niedergemacht. »Beginnen wir mit Ihnen«, sagte der Chefarzt zu einem jungen Mediziner. Andrea Antolic wurde nervös. Der Assistent legte eine Fallgeschichte dar und merkte an, er habe möglicherweise in einem Punkt einen Fehler gemacht. »Mir stockte der Atem. Ich wartete darauf, dass der Chef explodieren würde. Stattdessen stellte ich fest, dass eine sachliche, konstruktive Diskussion begann. Das hatte ich noch nie erlebt, dass ein Chefarzt mit einem Assistenten auf Augenhöhe spricht, wie mit einem Menschen.«

Auch Paul Brandenburg bestätigt das. »Die meisten Chefärzte führen nicht«, sagt er, »sie unterwerfen. Vor allem in der Chirurgie.« Das allein, sagt er, sei noch nicht das Problem. Das Problem sei, dass die Assistenten das hinnehmen müssten. Dass sie alles hinnehmen müssten: gute Anweisungen, schlechte Anweisungen oder gar keine; gute Medizin und skandalöse Vorkommnisse. Der Grund dafür sei die Abhängigkeit der Assistenten, die irgendwann Facharzt werden wollen, von der Gunst des Chefs. »Es gibt keine objektiven Kriterien für das Erreichen von Weiterbildungszielen, und es gibt keinerlei Rechtsweg, um objektiv erbrachte Leistungen tatsächlich feststellen zu lassen. Das heißt, wenn ich als Assistenzarzt irgendwann zum Chef gehe und sage: ›Ich brauche jetzt die Bestätigung für das, was ich getan habe‹, kann der sagen: ›Das unterschreibe ich dir so nicht. Ich bin der Meinung, du bist nicht reif‹ – ganz egal, wie gut meine Leistungen bewiesen sind. Das heißt, nach sechs Jahren Weiterbildung ist man auf die persönliche Zustimmung, auf dieses Wohlwollen des Chefarztes angewiesen. Wie viel Freiraum Sie dann für eine abweichende Meinung noch haben, müssen Sie selbst beurteilen.«

Noch mehr Abhängigkeit bringt der berüchtigte Weiterbildungskatalog, auch »Logbuch« genannt. Dabei handelt es sich um eine Liste, in der aufgeführt ist, was ein Assistenzarzt lernen und üben muss, bis er sich zur Facharztprüfung anmelden darf. Bei den operativen Fächern gehört eine große Zahl chirurgischer Eingriffe dazu. Deren Notwendigkeit ist unbestritten. Natürlich. Das Problem besteht darin, dass diese Operationen dem Assistenten rechtlich nicht zustehen. Es gibt auch keinen Plan in einer Klinik, der die angehenden Ärzte mit der Menge an

Operationen versorgt, die sie für ihre Prüfung brauchen. Sie müssen also um die Unterstützung des Chefarztes buhlen, der gleichzeitig ihr »Weiterbildungsbefugter« ist. Buhlen sie gut genug, teilt er sie zu den dringend benötigten Eingriffen ein. So werden die OPs zum Machtinstrument.

Paul Brandenburg hat all das selbst erlebt. »Ich war naiv«, sagt er heute. Mich hat die Chirurgie interessiert. Alles andere kann ich ignorieren, dachte ich.« Bis zur Abgabe seiner Doktorarbeit schien der Plan aufzugehen. Er forschte vier Jahre lang in einem der führenden deutschen Transplantationslabore, angedockt an eine der renommiertesten Kliniken der Republik. Brillante Köpfe waren dort versammelt. Seine Arbeitsgruppe war in Fachkreisen hoch angesehen. Er wusste sich auf dem Olymp der Medizinforschung und war stolz, dazuzugehören. Er wurde zu Chirurgenkongressen eingeladen, durfte Vorträge halten. Die gelegentlichen Ausflüge in den klinischen Alltag waren dagegen unerfreulich. Als Student, sagt er, ist man ein Niemand. Den Niemand grüßt keiner. Er soll dienen und die Klappe halten. Das hat er nicht konsequent genug gemacht. Eine Woche nach Abschluss seiner Forschungsarbeit ließ ihn sein Chef kommen. Er teilte Paul Brandenburg mit, dass er sich trotz seiner exzellenten Forschungsarbeit nicht an der Klinik zu bewerben bräuchte. Die Rückmeldung vom Chefarzt sei eindeutig gewesen: Er solle erst mal Demut lernen. Brandenburg wurde, so kann man es ausdrücken, an einen Außenposten der Klinik strafversetzt, in dem ein in Insiderkreisen berüchtigter Chefarzt regierte. Ein Jahr, hieß es, müsse er dort aushalten. Dann dürfe er zurückkommen.

Brandenburg glaubte zu wissen, was ihn in der Abteilung erwartete, aber die Realität war schlimmer. »Es war grotesk«, sagt er. Er erinnert sich an den altgedienten Assistenten, dem er als Neuling zugewiesen wurde: »Ein netter Kerl.« Dieser Assistent führte eine private Rangliste, bestehend aus den Ärzten, die in der Abteilung gekündigt hatten. Den ersten Platz nahm derjenige ein, der am schnellsten gegangen war.

Die persönlichen Umgangsformen des Chefarztes waren unbeschreiblich, so Brandenburg: »Er beleidigte und demütigte seine Mitarbeiter.« Von den Assistenten erwartete er, dass sie die vertragliche Arbeitszeit täglich um drei Stunden aufstockten. Unentgeltlich natürlich. In dieser Zeit mussten sie unter anderem OP-Patienten ranschaffen: Sie mussten Leute von Eingriffen überzeugen, die sie nicht brauchten; Leute von Eingriffen überzeugen, die sie nicht wollten. Brandenburg kündigte nach neun Tagen. Er landete auf Platz 1 der Rangliste des Alt-Assistenten, dicht gefolgt von einem Kollegen, der 14 Tage gebraucht hatte. Der Alt-Assistent klopfte ihm auf die Schulter: »Kluger Mann.« Es war ein schwacher Trost.

Seine nächste Station war eine orthopädische Klinik in der Nähe von Berlin. Auch hier: Überstunden, Patienten für OPs klarmachen, »Lernen Sie erst mal zu dienen«. Merkte er an, wenn er einen Eingriff für unnötig hielt, wenn er der Meinung war, dass man auch abwarten und zur Krankengymnastik raten könne, machten die Kollegen fassungslose Gesichter. Ein Oberarzt, der ihm freundlich gesinnt war, nahm ihn irgendwann zur Seite und riet ihm, sich mehr zu »engagieren«.

Aber Brandenburg wollte die Machtspielchen nicht mitspielen. Er konnte auch den Mund nicht halten, wenn er eine andere Meinung hatte. Die Reaktion erfolgte schneller als erwartet: »Wenn man als Arzt in der Klinik nicht in Reih und Glied läuft, dann passiert das Gleiche wie in jedem absoluten System. Das kenn ich auch vom Militär. Es gibt erst mal weiche Sanktionen. Ich war plötzlich nicht mehr im ›Saal‹, wie es so schön heißt. Ich operierte nichts mehr. Ich war nur noch auf Station, musste mich also um Vor- und Nachsorge kümmern. Oder ich war in der Ambulanz. Ich kam nicht weiter in meiner Ausbildung, wo man ja angewiesen ist auf gewisse Eingriffszahlen.« Die nächste Stufe der Sanktionen war: Ausgrenzung. Die Kollegen schnitten ihn. Nach außen. Wenn keiner zusah, zog ihn der eine oder andere in einen stillen Raum: »Wenn die Türen zu waren, sagten die:

›Ich bewundere dich, aber ich könnte das nicht.‹ Ich hab immer gesagt, ich will gar nicht bewundert werden. Alles, was ich will, ist, dass ihr wenigstens ab zu mal sagt: ›Der hat doch Recht.‹« Aber das passierte nie.

Dass einem aufmüpfigen Arzt gekündigt wird, hat er nie erlebt, sagt Brandenburg. Das sei schlicht nicht notwendig. »Dem Arzt wird die Arbeit so verhagelt, dass er schon freiwillig gehen wird.« Auch Paul Brandenburg kündigte. Dieses Mal nach sechs Monaten.

Es ist leicht, einen Paul Brandenburg als Vorbild zu betrachten und die anderen als Feiglinge oder Karrieristen abzustempeln. Aber das ist falsch, damit wird man den Individuen in den weißen Kitteln, von denen jeder ausgestattet ist mit Talenten und Schwächen und der ihm eigenen psychischen Konstitution, nicht gerecht. Ich begreife das ein paar Monate später, als ich mit Mattes telefoniere. Mattes wollte Anästhesist werden. Mit Ende zwanzig begann er seine Facharztausbildung in einem 600-Betten-Haus im Norden von Deutschland. Seine Voraussetzungen waren nicht schlecht. Er hatte ein gutes Praktisches Jahr absolviert und war lange Rettungswagen gefahren. Er hatte gelernt, eigenverantwortlich und schnell zu handeln. Dabei war die Medizin sein Traumberuf geblieben. »Ich wollte helfen«, sagt er. »Und ein bisschen wollte ich auch ein Held sein.« Er lacht verlegen. Dann sagt er: »Aber ich war immer schon dünnhäutig. Und ein bisschen unsicher auch.« Er war nicht auf das vorbereitet, was in der Klinik auf ihn zukam.

Es fing damit an, sagt er, dass Massen an Patienten durch die OPs geschleust wurden. »Ich wurde direkt zu Beginn der Ausbildung von einem Chirurgen zur Seite genommen. Der hat gesagt, die OP-Minute koste 26 oder 36 Euro, ich weiß es nicht mehr genau. Auf jeden Fall pro Minute. Der Chirurg sagte: ›Da wissen Sie gleich, was es kostet, wenn bei Ihnen ein Patient nicht gleich aufwacht oder wenn die Einleitung mehr als zwei Minuten dauert.‹ Mit dem Druck geht man dann da ran. Dazu kam: Ich hatte null Einweisung. Wirklich null. Ich habe zwar bei meinen Diensten immer mit einem Facharzt zusammengearbeitet, aber der hatte ständig alle Hände voll zu tun. Keiner hatte Zeit, mir irgendwas zu zeigen. So bin ich auch nie wirklich an den Beatmungsgeräten in den Operationssälen eingewiesen worden. Es gibt in vielen Sälen ähnliche Geräte, die kannte ich dann irgendwann. Aber in manchen stehen eben auch andere. Zum Beispiel in dem »Hybrid-OP« [für minimal-invasive Eingriffe mit bildgebenden Verfahren, beispielsweise für Herzkatheter] war das so. Das wusste ich aber nicht. Eines Nachts um drei musste ich dann da hin. Wenn der Facharzt den ersten Notfall behandelte, war der zweite meiner. Da war ein Patient mit kardiogenem Schock. Lebensgefährlich. Ich kannte den Raum nicht, das Gerät nicht. Der Kardiologe brüllte rum. Ich hatte null Überblick, es war das totale Chaos. Ich habe dann Hilfe von Herzintensiv geholt. Das ist so gerade noch gut gegangen. Ich war total überfordert.«

Ein ganz ähnliches Erlebnis hatte er ein anderes Mal. Es liegt inzwischen Jahre zurück, aber Mattes erzählt es, als wäre es gestern gewesen. »Ich hatte Dringlichkeitsdienst«, sagt er. »Da war man auch für Reanimation zuständig. Dafür gibt es Geräte. Mir wurde gezeigt, wo das steht. So: Dahinten ist das Gerät. Ich habe mir das Ding angeschaut und ausprobiert, damit ich vorbereitet war. Aber als es dann wirklich passierte, als ich meine erste Reanimation machen sollte, war das Gerät weg. Ich bin zu einer anderen Stelle gerannt, da war aber ein anderes Gerät, das war total anders. Dann rennen Sie. Sie sind voller Adrenalin. Da stehen Leute um das Bett des Patienten herum, Schwestern, Ärzte, Pfleger. Ich komme an und weiß nicht, welches Kabel, wohin. Irgendwann klappte es, aber der Patient kam nicht wieder.« Mattes überlegt einen Moment. Dann sagt er: »Ich wusste auch nie so richtig, wo soll ich mich beschweren, alle haben am absoluten Limit gearbeitet. Die Anspannung war extrem hoch.« Die Frauen, erzählt er weiter, haben oft geweint, die Männer geschwiegen. Ob aus Ratlosigkeit oder Verzweiflung, das weiß er nicht.

Er selbst war verzweifelt. Keine Zeit zum Denken. Alles außer Kontrolle, der Job, das Gehirn, das Atmen. Eines Abends, nach einem furchtbaren Dienst, war er nach Hause gefahren wie immer. Und doch war etwas anders als sonst. »Ich hatte im Kofferraum noch immer meinen Notfallkoffer aus der Zeit, in der ich Rettungswagen gefahren bin. Da war ein Schmerzmittel drin. Fentanyl. 120-mal stärker als Morphium. Komm, dachte ich, das probierst du jetzt. Dieses eine Mal. Ein paar Stunden später hatte ich die komplette Schachtel wegspritzt. Die Halbwertszeit von dem Zeug ist ziemlich kurz. Nach 30 bis 45 Minuten müssen Sie nachlegen. Da hört das gute Gefühl schon auf.«

Fentanyl ist Bestandteil von Narkosen. In der Klinik hatte Mattes freien Zugang dazu, er brauchte die Reste der Patienten auf. »Ich habe viel in der HNO gearbeitet. Das waren kleine Eingriffe, da brauchen Sie zwei Milliliter zum Einleiten der Narkose, vielleicht legen Sie während der OP noch mal einen Milliliter nach, aber das war's dann. Von den 10-ml-Ampullen blieben immer so sieben bis acht Milliliter übrig. Das hab ich mir dann gespritzt, so alle halbe Stunde. Manchmal bin ich raus aus dem OP-Bereich dafür, oft habe ich es aber auch im Einleitungsraum gespritzt. Auf die Gefahr hin, dass das jemand sieht. Da war ja immer Betrieb.«

Nach zwei Jahren schwerer Abhängigkeit, »total auffällig eigentlich«, erwischte ihn ein Pfleger und teilte das der Leitung mit. Mattes bekam über die Landesärztekammer einen Platz in einer Suchtklinik, zur Entgiftung und Therapie. 19 Wochen, bezahlt vom Versorgungswerk der Ärztekammer. Heute weiß er, dass er Glück hatte.

Nachdem er die Suchtklinik verlassen hatte, kam er über eine Selbsthilfegruppe in Kontakt mit einer Hausärztin, die überlastet war. Sie arbeitete unter anderem in der Suchtmedizin. Die Gruppe empfahl Mattes, der unbedingt wieder arbeiten wollte. Die Kassenärztliche Vereinigung zahlte über die Hausarzt-Förderung sein Gehalt. Die Ärztin willigte ein – und Mattes kam in einem neuen Leben an. »Ich hab gemerkt, dass ich echten Kontakt herstellen kann zu den Patienten. Ich habe eben auch mal zwanzig Minuten – und nicht nur drei. Das gibt mir sehr viel.« In die Klinik will er nicht zurück. Bei seiner Drogenkarriere ist das ohnehin schwer. Aber er vermisst es auch nicht. Rückblickend, sagt er, sei das eine Zeit am Rande des Wahnsinns gewesen. »Ich habe Patienten behandelt, ohne es wirklich zu können. Es gab Operationen, vor allem Krebsoperationen an unheilbar Kranken, die waren so was von überflüssig. Brachten aber Geld. Und wenn man da drinsteckt, dann haben Sie als Einzelner das Gefühl, ohnmächtig zu sein. Und Sie reden sich das schön, Sie denken: Gut, das ist schlimm. Aber in Afrika ist es schlimmer.«

Mattes wurde von der Drogensucht aus dem Klinikkosmos katapultiert. Das ist nicht mal selten bei Ärzten. Andere gehen, weil sie früh ahnen, dass sie die Arbeitsbedingungen nicht aushalten. Die meisten aber bleiben und schweigen, mit zusammengebissenen Zähnen. Sie werden ins System gepresst. Sie tun, was es braucht, um die Facharztausbildung abschließen zu können. Sie finden Patienten, die für Operationen infrage kommen. Sie assistieren, operieren, so oft sie dürfen. Bis die Nervosität nachlässt und die Hände sehen lernen. Bis die Eingriffe vor dem geistigen Auge ablaufen wie ein Film in 3D. Übung macht den Meister, und das Logbuch muss gefüllt werden. Michael Scheele, ehemaliger Chefarzt in einer Geburtsklinik in Hamburg, erzählte mir, dass ein Assistenzarzt im Fach Gynäkologie 250 Fruchtwasseruntersuchungen machen muss, um seinen Katalog vollzubekommen. »Da wird gestochen, was vor die Flinte kommt.«

Kein Arzt im Klinikbetrieb gibt es gerne zu. Ärzte aber, die den klinischen Bereich verlassen haben, erzählen alle davon, beschämt, manche gar angeekelt: wie sich der Patient vor ihren Augen als Mensch scheinbar auflöste und zum Fall wurde. Unser Vergütungssystem unterstützt das: Zeit für persönliche Gespräche gibt es nicht mehr. Je weniger aber ein Arzt vom Patienten weiß, je weniger er dessen Nöte und Ängste kennt, desto leichter fällt es, die »Leber auf der 104« als durchlaufendes Material zu sehen. Das Material, das die Firma eben braucht. Ist der Facharzt in der Tasche, hört der Druck nicht auf. Nun gilt es, sich zu etablieren, sich zu spezialisieren. Und dafür muss man – weiter operieren. Zunächst viele Standard-Operationen. Dann möglichst Schwieriges oder Spezielles. Damit macht man sich einen Namen. Das ist gut für die Karriere. Das kann man gut veröffentlichen. Und dann schnappt die Existenzfalle zu. Paul Brandenburg steuerte vor fünf Jahren noch direkt auf eine solche Falle zu. »Als Nierentransplanteur kann man vielleicht in 40 Häusern in Deutschland arbeiten. Das war's. Man ist hochspezialisiert, ja. Und hochgradig erpressbar.«

Doch auch bei weniger ausgefallenen Spezialisierungen greife dieses Problem. Er habe während seiner Zeit als Assistent in der Orthopädie mit einem Rückenoperateur zusammengearbeitet. »Der sagte immer, er beneide den Chirurgen, der die Hüften einsetzt. 80 Prozent der Hüftpatienten waren nach der OP glücklich und zufrieden. Seine eigenen Patienten dagegen kamen oft mit noch mehr Schmerzen wieder.« Der Chirurg, erzählt Brandenburg weiter, wusste im Grunde, dass seine Rückenoperationen nur in wenigen Fällen hilfreich waren. Aber was hätte er tun sollen? »Ein Rückenoperateur operiert Rücken. Das hat er in langen Jahren, wenn nicht Jahrzehnten, gelernt. Und wenn man einen gewissen Grad an Spezialisierung erreicht hat, dann ist es schwierig, diese Nische der Spezialisierung zu wechseln. Wenn der aufhören würde, Rücken zu operieren, dann könnte er als orthopädischer Assistenzarzt wieder in irgendeiner allgemeinen Klinik anfangen, und sein Alleinstellungsmerkmal, das, womit er seine Existenz sichert, würde wegfallen. Das heißt, so ein Rückenoperateur würde an seinem eigenen wirtschaftlichen Ast sägen, wenn er sich gegen Rückenoperationen aussprechen würde.«

So rät der Rückenoperateur zu Rückenoperationen. Ertappt sich dabei, wie er Stück für Stück seine Überzeugungen aufgibt – in guten Zeiten in einer finanziell gut aufgestellten Klinik vielleicht nur ein wenig, in schlechten Zeiten immer mehr. »Und es ist wie immer«, sagt Paul Brandenburg. »Wenn man ein Mal eine Grausamkeit begangen hat, fällt es beim zweiten Mal gar nicht mehr so schwer. Die ersten ein, zwei Mal kostet es vielleicht noch starke Überwindung, beim nächsten Mal ist es dann gar nicht mehr so schlimm. Und irgendwann ist es vielleicht sogar zur Regel geworden, einfach wegzugucken oder solche Dinge auch zu unterstützen durch eigenes Tun.«

12.
Denn sie wissen nicht, was sie tun

Sechs Wochen nach unserem ersten Treffen in der Kanzlei seiner Anwältin bin ich wieder mit Johann Linden verabredet. Er hat mich mit dem Kamerateam zu sich nach Hause eingeladen. Er öffnet lächelnd die Tür, nimmt Jacken ab, bietet Kaffee an und sagt, dieses Mal habe er die Schmerzmittel genommen. Er wirkt wie verwandelt und macht Späße über seine Situation: Ohne Medikamente könne er sich konzentrieren, aber dafür vor Schmerzen kaum reden – mit Medikamenten sei es umgekehrt; er könne zwar reden, sich dafür aber kaum konzentrieren. Er will mir an dem Tag unbedingt etwas zeigen. Er holt eine durchsichtige Plastiktüte aus einer Schublade und kippt den Inhalt zwischen uns auf den Esstisch. Mit Getöse krachen Metallteile auf Holz. »Das sind die Teile, die ich in mir gehabt habe«, sagt er. »Jetzt sind sie alle wieder draußen.«

Wie viele es sind, weiß er nicht. Er zählt sie vor uns: Es sind 20 Stück. Schrauben, die so lang sind wie die Espressolöffel auf dem Tisch. Federn, Scharniere, Puffer. »Wie aus dem Baumarkt«, sagt er. Wir wiegen die Sammlung, die von zwei Operationen stammt: Es sind 125 Gramm. Er sortiert die Teile so, dass ich sehen kann, wann sie bei welcher OP eingesetzt worden sind. Bei der ersten Operation wurden zwei Wirbel miteinander verschraubt. Linden nimmt ein längliches Element aus dem ersten Häufchen hoch, das an beiden Enden ein Loch für eine Schraube hat. Dann schiebt er die Schrauben durch die Löcher und hält die Konstruktion wie ein U, das auf der Seite liegt. »So war das drin: Die erste Schraube in einem Wirbel, die zweite in dem Wirbel darunter.« Das Mittelteil ist gefedert, damit die Wirbelsäule beweglich bleibt. »Das ist eine dynamische Stabilisierung«, sagt er.

Das zweite Häufchen besteht aus Schrauben und zwei viereckigen Metallscheiben. Eine der beiden Scheiben hat in der Mitte eine runde Vertiefung – so ähnlich wie eine flache Gelenkpfanne. Die andere Metallscheibe ist das Gegenstück: Sie trägt eine gewölbte Kunststoffkappe, die genau in die Vertiefung der ersten Scheibe passt. Johann Linden setzt sie zusammen: Eine Art Gelenk bildet sich, das Bewegungen mitmacht. »Das ist eine Bandscheibenvollprothese«, erklärt er. »Das heißt, mir ist eine Bandscheibe komplett entfernt worden. Dann kam diese Prothese hinein. Geplant war als Erstes und Einziges eigentlich eine solche Prothese zwischen dem vierten und fünften Lendenwirbel. Aber es kam dann ja anders.«

Linden macht noch eine Runde Kaffee für alle, während der Kameramann das Licht für das Interview vorbereitet. Ich stelle zwei Stühle hin, einen für ihn, einen für mich. Wortlos stellt er seinen wieder weg und holt einen anderen, der im Rücken gepolstert ist. Unangenehm sei ihm so was, erzählt er später. Er ist jetzt 44, ehemaliger Schülerstadtmeister im Schwimmen, ehemaliges Ski-, Handball- und Tennis-Ass, ehemaliger Wander-Freak. Alles ehemalig. Jetzt ist er in Rente. Er setzt sich wie ein alter Mann. Seine Freundin, beginnt er, brachte ihn im Juni 2009 zu der Klinik, in der sein Arzt Belegbetten gemietet hatte. Noch waren es rund 24 Stunden bis zum Eingriff. Er sollte stationär aufgenommen werden. Als er ankam, bat ihn eine Ärztin zum Aufklärungsgespräch. Er hatte sie nie zuvor gesehen. In dem kleinen Sprechzimmer legte sie ihm einen Standard-Aufklärungsbogen für eine »dynamische Stabilisierung« vor. Johann Linden wunderte sich. »Ich war mir sicher, dass eine Verwechslung vorliegt. Ich sollte doch eine Bandscheibenvollprothese bekommen, hat es geheißen. Das hab ich dann auch gesagt.« Die Medizinerin antwortete, der Chef habe sich anders entschieden. Die Stabilisierung sei besser für ihn als die Prothese.

Johann Linden war verunsichert. Er hatte sich monatelang damit beschäftigt, was die Prothese für ihn bedeuten würde.

Er hatte jeden Zeitungsartikel, den er finden konnte, ausgedruckt und abgeheftet. Von der »dynamischen Stabilisierung« hatte er dagegen noch nie etwas gehört. Sein Bauchgefühl riet ihm, sich darüber zu informieren und weitere Meinungen einzuholen. Aber dann rechnete er nach: Sechs Monate war er jetzt schon krankgeschrieben. Nach der OP musste er mit weiteren sechs Monaten rechnen, bis er wieder Bus fahren konnte. Wenn er jetzt nicht operiert wurde, würde es noch länger dauern.

Linden hatte Angst um seinen Arbeitsplatz und unterschrieb den Bogen. Er wollte einfach nur wieder gesund sein. »Ich dachte, er wird schon wissen, was er macht, der Arzt.«

Das aber ist nicht immer der Fall, sagt Markus Diener. Ich erreiche ihn erst nach mehreren E-Mails am Telefon. Er ist Mitte dreißig, promoviert, habilitiert, Chirurg an der Chirurgischen Universitätsklinik Heidelberg und Leiter des Studienzentrums der Deutschen Gesellschaft für Chirurgie. Dieses Institut überprüft Methoden und Techniken der Chirurgie. Dafür plant und organisiert das rund zwanzigköpfige Team um Diener klinische Studien in ganz Deutschland. Diener steckt während unserer ersten Telefonate in einem echten Dilemma. Er hat spürbar keine Zeit zu verschenken, will aber andererseits, dass ich die Zusammenhänge verstehe, als er mir eine ungeheure Zahl nennt: Vier von fünf Operationsmethoden sind nicht in guten Studien überprüft worden (was »gut« bedeutet, erläutere ich im Verlauf dieses Kapitels noch einmal genauer). So unglaublich es klingen mag: Ob eine Operation oder eine besondere Operationstechnik dem Patienten wirklich etwas nutzt, ist in vielen Fällen gar nicht bekannt.

»Wobei man wissen muss«, sagt Markus Diener, »dass es auch Operationen gibt, die zwingend sind – und Studien daher sinnlos. Wenn Sie eine blutende Arterie nach einem Unfall haben, muss die genäht werden. Sie können in einer solchen Situation keine Studie machen: Bei der einen Hälfte der Patienten wird genäht, bei der anderen nicht. Man weiß, diese Patienten sterben, wenn man nicht näht.« Bei den meisten anderen Operationen aber mache es durchaus Sinn, sie zu hinterfragen und mit anderen Therapieoptionen zu vergleichen.

Markus Diener wägt jedes seiner Worte ab, während er erzählt. Er will nicht missverstanden werden. Er ist kein Kritiker der Chirurgie. Er unterstellt niemandem Profitgier. Über Geschäftemacherei im Operationssaal will er nicht reden. Aber er hat früh angefangen, sich Fragen zu stellen, die ihn nicht mehr losließen. Scheinbar simple Fragen zunächst: Wie nähe ich am besten einen Bauchschnitt wieder zu? Mit einem fortlaufenden Faden? Oder heilt die Narbe besser, wenn ich nach einem Stich knote und einen neuen Faden für den zweiten Stich benutze? Diener stellte fest, dass es auf diese Fragen keine Antwort gab. Jeder Chirurg machte es so, wie er es in seiner Ausbildung gelernt hatte und wie es seiner Erfahrung nach am besten funktionierte. Hartwig Bauer aus dem Präsidium der Deutschen Gesellschaft für Chirurgie ergänzte später dazu: »Und manche Leute halten für Erfahrung, was sie 30 Jahre falsch gemacht haben.«

Für Markus Diener war das unbefriedigend. Immer mehr Fragen tauchten auf. Er fing an, sich mit Forschung in der Chirurgie zu beschäftigen. Machte eine Zusatzausbildung zum Studienarzt, bekam eine Stelle beim Studienzentrum der Deutschen Gesellschaft für Chirurgie. Lernte, wie kompliziert, langwierig und teuer es ist, aussagekräftige Studien zu entwerfen. Es vergehen heute im Schnitt zehn Jahre von der ersten Idee einer Studie bis zum Endergebnis. Weitere zehn Jahre kann es dauern, bis dieses Ergebnis in den OP-Sälen ankommt. »Das ist zu lang«, sagt Diener. Viel schlimmer aber sei es, dass für die meisten Operationen solche Studien gleich ganz ausblieben. Dann werde die Methode einfach angewandt, vielleicht sogar zur Innovation ausgerufen; werde Hunderttausende, Millionen Male mit Skalpell, Sägen, Hämmern an Fleisch und Knochen vorgenommen. Von den Krankenkassen gut bezahlt. Ohne dass jemand wisse, wie es den Patienten ein Jahr nach der Operation gehe. Bis irgendwann vielleicht auffalle, dass der Eingriff mehr schade als nutze.

In den letzten 15 Jahren haben viele Wissenschaftler und Ärzte erkannt, dass sich das ändern muss. Besonders in Großbritannien und in den USA haben inzwischen viele engagierte Chirurgen Operationsverfahren daraufhin getestet, ob sie dem Patienten tatsächlich helfen. Zu den berühmtesten Studien gehört die Untersuchung von Bruce Moseley.[31] Sie betrifft Millionen von Patienten.

Dr. Bruce Moseley war Mitte der neunziger Jahre Arzt der amerikanischen Basketballnationalmannschaft und Orthopäde am Michael E. DeBakey Veterans Affairs Medical Center in Houston, Texas. Zu seinen Spezialgebieten gehörte das Behandeln von Knie-Arthrose – eine häufige und schmerzhafte Verschleißerscheinung, ausgelöst durch die Abnutzung des Knorpels. In Deutschland erkrankt jede vierte Frau und jeder sechste Mann daran. Viele kennen das also – Schmerzen beim Sitzen, beim Treppensteigen, beim Gehen, sprich: fast immer.

Bruce Moseley behandelte seine Patienten mit weit verbreiteten, sogenannten »arthroskopischen« Verfahren: Er schob durch kleine Einschnitte eine Kamera und Instrumente in das schmerzhafte Knie, spülte das Gelenk gut durch, um abgeriebene Knorpelstückchen zu entfernen, und glättete die oft rau gewordene Knorpelfläche. Irgendwann begann eine Frage an ihm zu nagen: Bruce Moseley wollte wissen, ob nun das Spülen oder das Glätten den größeren Effekt hatte. Das Bedürfnis nach einer Antwort wurde so groß, dass er es auf sich nehmen wollte, dazu eine Studie zu machen – zusätzlich zu seiner normalen Arbeit. Er sprach darüber mit einer Kollegin aus der Forschungsabteilung des Houston Veterans. Sie schlug vor, die beiden Eingriffe auch mit einem Placebo, also einer Schein-OP zu vergleichen. Bei dieser OP sollten die Patienten nur glauben, dass sie operiert würden. Moseley war skeptisch, aber auch neugierig. Er stimmte zu. Auch die Ethik-Kommission gab ihren Segen.

Er fand 180 Studienteilnehmer, die er per Zufallsgenerator in drei Gruppen einteilte. 60 Patienten wurde demnach unter Vollnarkose das Knie durchgespült. Bei 60 weiteren der Knorpel geglättet. Bei der dritten Gruppe, der Placebo-Gruppe, machte der Orthopäde kleine Schnitte in die Haut am Knie, ansonsten blieb das Gelenk unbehandelt. Weil die Patienten keine Vollnarkose bekamen, wurden Spülung und Knorpelglättung durch Geräusche vorgetäuscht. Alle Patienten wurden kurz nach der Operation sowie ein Jahr und zwei Jahre später nach den Ergebnissen der sogenannten »Gelenktoilette« gefragt. Außerdem testeten die Ärzte, wie gut die Gelenke unter Belastung funktionierten. Das Ergebnis war verblüffend: Es gab keine Unterschiede zwischen den drei Gruppen. Damit war zweierlei bewiesen: Der Placebo-Effekt war sehr wirksam. Und die echten Operationsmethoden waren offenbar unwirksam. Ein Ergebnis, das später viele weitere Studien bestätigten.

Eine Ausnahme? Leider nein.

Ein Team von Ärzten aus Oxford hat sich kürzlich die Mühe gemacht, Studien zu 53 verschiedenen Operationen unter die Lupe zu nehmen. Die Ärzte haben für die Analyse hauptsächlich kleinere Eingriffe ausgesucht, viele von ihnen moderne, sogenannte »minimal-invasive« Verfahren. Dabei waren unter anderem das Einsetzen eines Abflussventils bei Alzheimer, die Übertragung von fötalen Hirnzellen bei Parkinson, bronchiale Thermoplastie bei schwer Asthmakranken, das Ausspritzen von Rückenwirbeln mit Beton (»Vertebroplastie«), Gaumenimplantate gegen Atemaussetzer im Schlaf und verschiedene Behandlungen von blutigen Magengeschwüren und Krampfadern in der Speiseröhre.

Die Ergebnisse: Bei 27 Eingriffen gab es keinen Unterschied, ob die Patienten wirklich oder nur zum Schein operiert worden waren. Bei den anderen 26 Verfahren war die echte Operation dem Placebo-Eingriff zwar überlegen, meist aber so schwach, dass der Unterschied kaum messbar war. »Solche Studien«, sagt Markus Diener, »brauchen wir. Um unnötige Operationen zu vermeiden, muss man wissen, welche Operationen bei welchem Patienten unnötig sind. Und genau dieses Wissen kann man mit Studien schaffen.« Es klingt banal – und ist trotzdem noch immer die Ausnahme.

»Solche Studien sind dünn gesät«, bestätigt Stefan Sauerland, Arzt und spezialisiert auf klinische Forschung. Er arbeitet beim Institut für Qualität und Wirtschaftlichkeit im Gesundheitswesen (IQWiG). Das unabhängige Institut wird aus Krankenkassenbeiträgen finanziert und hat die Aufgabe, Nutzen und Kosten von Medizin in Deutschland zu überprüfen.

Stefan Sauerland ist Ressortleiter des Bereichs »Nicht-medikamentöse Verfahren«. Das sind unter anderem Medizinprodukte (wie zum Beispiel eine Hüftprothese oder eine künstliche Herzklappe) und OP-Methoden. Er führt selbst keine Studien an Patienten durch, sondern trägt solche Studien aus der ganzen Welt zusammen, wenn ein Verfahren auf dem Prüfstand steht. Mit anderen Worten: Studien sind seine Welt. »Studien wie die von Moseley, in denen es wirklich nur um eine OP-Methode geht, sind extrem selten«, sagt er. Warum? Weil keiner danach fragt. OP-Methoden brauchen nicht registriert, nicht zertifiziert, nicht zugelassen zu werden. Einer erfindet sie, andere machen es nach. »Bei den Operationen, bei denen ein Medizinprodukt zum Einsatz kommt, ist die Lage etwas besser.« Obwohl – »besser« will Stefan Sauerland eigentlich gar nicht sagen. »Das Medizinproduktegesetz …«, hebt er an, überlegt es sich dann aber anders: »Wenn Sie einschätzen wollen, wie gut oder schlecht Medizinprodukte getestet werden, bevor sie Patienten eingesetzt werden, sollten Sie zum Vergleich einen Blick in das Arzneimittelgesetz werfen.«

Die nächsten Wochen verbringe ich mit Paragrafen. Der Schlüssel zum Verständnis aber ist ein Hausbesuch.

Im Winter meines dritten Recherchejahres steige ich in einem kleinen Ort unweit von Wesel aus dem Auto. Das Haus, das ich suche, liegt direkt an einem Fischteich. Gregor Muysers öffnet, bevor ich klingeln kann. Ein schmaler Mann mit gestutztem grauen Bart und hellen Augen. Er reicht mir die rechte Hand zur Begrüßung. Erst später fällt mir auf, dass die Proportionen von Fingern und Daumen nicht stimmen. Die linke Hand ist stärker betroffen. Sie ist nach innen gekrümmt und wirkt scherenartig.

Gregor Muysers gehört zu den wahrscheinlich rund 10 000 Menschen, die zwischen 1958 und 1962 mit zunächst rätselhaften Missbildungen auf die Welt kamen. Arme und Beine waren meist stark verkürzt oder fehlten ganz. Manchmal waren Hände und Füße direkt am Rumpf angewachsen. Oft fehlten Finger und Zehen oder waren überzählig. Die Hände waren nach innen verkrümmt. Auch die Ohren und die inneren Organe waren häufig nicht richtig ausgebildet. Viele der behinderten Babys starben.

Als sich in Deutschland die Geburten von Kindern mit solchen Merkmalen häuften, schlugen Kinderärzte Alarm. Sie befürchteten, dass Kernwaffentests die Ursache der Missbildungen waren. Der Bundestag beschäftigte sich mit dem Phänomen und kam zu dem Schluss, dass die Zahl der fehlgebildeten Kinder nicht zugenommen habe. Was hauptsächlich daran gelegen haben dürfte, dass sie nicht systematisch erfasst wurden. In den deutschen Kreißsälen dagegen beobachteten die Geburtshelfer Gliedmaßen-Fehlbildungen in nie gekanntem Ausmaß. Elterninitiativen bildeten sich.

Im Juni 1961 suchte ein Ehepaar mit einem fehlgebildeten kleinen Jungen die Hamburger Universitätsklinik auf. Der Genetiker Widukind Lenz wurde hinzugezogen. Er dachte zunächst an Erbschäden und fragte nach der Familiengeschichte. Das Paar aber berichtete, in ihrem Heimatdorf seien gleich mehrere Kinder betroffen. Lenz wurde stutzig. Er überprüfte die Angaben des Paares: Sie waren korrekt. Er rief Kollegen an und diskutierte mit ihnen darüber, was die Schädigung der Kinder hervorgerufen haben konnte. Seine Witwe Almuth Lenz, die auch Ärztin war, erzählte Jahrzehnte später einer WDR-Journalistin, sie hätten nächtelang im Bett gesessen und gemeinsam gegrübelt.

Im November 1961 fiel Widukind Lenz etwas auf, das er bis dahin übersehen hatte. Mehrere Mütter hatten erzählt, sie hätten während der Schwangerschaft ein harmloses Schlafmittel eingenommen. Der Wirkstoff: Thalidomid. Berühmt geworden unter seinem Handelsnamen »Contergan«. Lenz fuhr nun zu den Familien nach Hause. Ließ sich die Hausapotheke zeigen, kramte in Schubladen. Fand immer wieder: Contergan. Am 15. November 1961 war er sich sicher genug, um den Forschungsleiter der Contergan-Herstellerfirma Grünenthal anzurufen. Er äußerte seinen Verdacht und forderte, das Medikament vom Markt zu nehmen. Die Verantwortlichen sträubten sich zunächst. Doch Politik und Medien ließen nun nicht mehr locker. Am 27. November 1961 nahm Grünenthal das Medikament vom deutschen Markt.

Die Bilanz des Medikaments war verheerend: Allein in Deutschland kamen nach Angaben des Bundesverbandes Contergan-Geschädigter rund 5000 missgebildete Neugeborene zur Welt. Mehr als in jedem anderen Land. Das hat auch seinen Grund, sagt Gregor Muysers. »Die gesetzlichen Regelungen waren lasch. Bis 1961 gab es nicht einmal ein nationales Arzneimittelgesetz. Aber auch danach mussten die Medikamente nicht zugelassen, sondern nur registriert werden. Klinische Prüfungen zur Wirksamkeit und Verträglichkeit waren nicht vorgeschrieben.« Es lag damals in der Verantwortung der Hersteller, welche Tests sie vornahmen. Sie mussten bei der Registrierung ihres Medikamentes nur eine Liste mit möglichen Nebenwirkungen abgeben. So sollten Innovationen schnell auf den Markt kommen, damit die deutschen Firmen im internationalen Wettbewerb möglichst die Nase vorn hatten. Und tatsächlich: Die damalige Gesetzeslage verhalf dem vielversprechenden neuen Medikament Contergan innerhalb kürzester Zeit zu einer kometenhaften Karriere.

1954 war der Wirkstoff Thalidomid zum Patent angemeldet worden. Darauf folgten Tierversuche. »Dabei gab es eine Überraschung«, erzählt Muysers. »Es konnte keine tödliche Dosis ermittelt werden. Anders als bei allen anderen Schlafmitteln waren Dosierungsfehler nicht lebensgefährlich. Man konnte sich damit nicht umbringen – was enorm für dieses Medikament sprach. Das war neu.« Die klinischen Tests am Menschen waren unsystematisch, schienen aber die vollkommene Unbedenklichkeit des Mittels zu bestätigen. Contergan galt als *die* Innovation. Schon 1957 kam es in die Apotheken. Rezeptfrei. Die Tabletten wurden besonders Schwangeren empfohlen. Als Saft war das Medikament beliebt bei Müttern: Sie gaben ihren Kindern einen Teelöffel voll, wenn sie abends ausgehen wollten. Man nannte die Arznei deshalb auch »Kinosaft«. Binnen kürzester Zeit stellte Contergan ein Viertel aller verkauften Schlaf- und Beruhigungsmittel. Eine Katastrophe, wie sich im Nachhinein herausstellte. Aber eben erst im Nachhinein.

»Trotzdem«, sagt Gregor Muysers, »hatte Contergan etwas Gutes. Zumindest eine wichtige Funktion. Ohne Contergan hätten wir vielleicht heute noch das Arzneimittelgesetz von damals.« Die Schädigung der Neugeborenen – und die herzzerreißenden Fotos von ihnen – bauten einen gewaltigen Druck auf. Das Gesetz wurde nachgebessert. Zunächst nur hier und dort. 1968 aber begann der Prozess gegen Grünenthal in Aachen. Das Medieninteresse war so groß, dass als Verhandlungsort das ehemalige Casino der Zeche Anna ausgesucht wurde. Es hat 800 Plätze. Das Thema Arzneimittelsicherheit, vorher eher für Fachaufsätze als für Schlagzeilen gut, fand seinen Weg in die breite Öffentlichkeit. Der fundamentale Irrtum im Arzneimittelgesetz wurde erkannt: Innovationen sind *nicht* immer heilbringend, und die Förderung der Wirtschaft ist *nicht* immer gut. In der Medizin kann beides die Sicherheit der Patienten gefährden. Das war die Lehre, die Contergan erteilt hatte.

1976 wurde ein gänzlich neues Arzneimittelgesetz erlassen, durch das der Schutz der Patienten an die erste Stelle gerückt wurde. Dieses Gesetz hat auch Lücken gelassen. Es ist nicht perfekt, aber es hat eines erreicht: *Alle* neuen Medikamente müssen seitdem klinisch geprüft und staatlich zugelassen werden. Im Laufe der Zeit sind Verordnungen hinzugekommen, die auch die klinischen Prüfungen im Detail regeln. Die Hersteller müssen nun die Wirksamkeit und Verträglichkeit des Wirkstoffes im Vergleich zu einem anderen Wirkstoff oder einem Placebo in Studien mit Hunderten, manchmal Tausenden Patienten nachweisen. Und weil die Psyche des Menschen mächtig ist, weil er dazu neigt, Effekte zu sehen und zu spüren, von denen er glaubt, dass er sie nun sehen und spüren muss, werden viele der Studien doppelt »verblindet«. Das heißt: Der Patient weiß nicht, welchen Wirkstoff er erhält oder ob er sogar nur das Placebo bekommt, und der Arzt weiß es auch nicht. Welcher Patient welches Prüfmedikament erhält, wird zudem ausgelost – hängt also vom Zufall ab. Eine solche Studie wird von Fachleuten RCT (für »Randomized Controlled Trial«, auf Deutsch in etwa »zufallsgesteuerte, kontrollierte Studie«) genannt. RCTs sind der Mercedes unter den vielen Formen der klinischen Prüfungen. Sie haben bewiesen, dass sie die besten Antworten auf zwei Fragen liefern: Wie nützlich ist eine bestimmte Art von Medizin für die Patienten? Und wie sicher ist sie?

Die Studien erfüllen aber noch einen zweiten Zweck: Sie stellen sicher, dass alle Menschen, die – zum Wohle vieler anderer – eine Innovation testen, bestmöglichen Schutz genießen. Die Studienteilnehmer werden genauestens über die Risiken der Erprobung aufgeklärt. Ärzte überprüfen regelmäßig den Gesundheitszustand der Testpersonen. Und: Die Probanden sind gegen Folgeschäden versichert.

Für die Pharmaindustrie waren die neuen Regelungen eine bittere Pille: Die Versuchsreihen für RCTs sind langwierig und teuer. Alles in allem geben die Hersteller heute zwischen einer halben und zwei Milliarden Dollar aus,[32] bevor sie den ersten Cent mit einem Medikament verdienen. Es vergehen oft zehn bis zwölf Jahre, bis ein neuer Wirkstoff zugelassen wird. Die Zulassung erteilt nach Prüfung der Studienergebnisse eine staatliche Behörde: das Bundesinstitut für Arzneimittel und Medizinprodukte (BfArM). Ist das Medikament auf dem Markt, müssen Erfahrungen bei der Anwendung zentral gesammelt und ausgewertet werden. Auch das macht das BfArM. Zeigen sich gravierende Gesundheitsgefährdungen für Patienten, kann das BfArM die Zulassung zurückziehen.

Die meisten Menschen gehen davon aus, dass für die Zulassung von medizinischen Produkten wie künstlichen Hüftgelenken oder Herzklappen ähnlich strenge Regeln gelten wie für Medikamente. Das ist verständlich. Das erwartet man in Deutschland. Aber es ist ein Irrtum. Neue Medizinprodukte finden ganz anders als Arzneimittel ihren Weg in die Krankenhäuser – und in unsere Körper.

13.
Schrott mit Prüfmarke

Ralf Siegel erinnert sich genau an den Morgen des 27. Mai 2008. Er hatte einen Termin, seine Gedanken eilten schon voraus: zur Wohnungsübergabe, die er für seine Mutter organisiert hatte. Er war gut vorbereitet, griff nach Jacke und Tasche. Dann nach dem langen Schuhlöffel, mit dessen Hilfe er immer in die Schuhe schlüpfte. Ein Krachen riss ihn aus den Gedanken. Heftiger Schmerz fraß sich durch seinen Körper, und noch während er fiel, ahnte er, was passiert war:»Meine Hüftprothese ist gebrochen.«

Siegel lag auf dem Rücken wie ein Käfer. Das rechte Bein gehorchte ihm nicht mehr. Seine Frau schaffte es nicht, ihm aufzuhelfen. Der Rettungsdienst brachte ihn in die Klinik seiner Wahl: In das Berliner Krankenhaus, in dem ihm die Hüftprothese vier Jahre zuvor eingesetzt worden war.

Auf der Trage durch die Glastüren im Haupteingang der Klinik. Kaum ein Aufsetzen möglich. Per Aufzug ins Untergeschoss zum Röntgen. Schmerzen, warten, Schmerzen. Dann erschien der Radiologe mit dem Röntgenbild. Selbst ein Laie konnte es sehen: Die Prothese war in zwei Teile gesprungen. In seinem Krankenhausbett wurde Siegel klar, dass er Glück im Unglück gehabt hatte. Im Beisein der Ehefrau in der eigenen Wohnung umzukippen ist vermutlich das Beste, was einem unter diesen Umständen passieren kann, überlegte er. Es hätte schlimmer kommen können. Ralf Siegel ist Motorradfahrer. Und kurz vor dem Bruch der Prothese war er im Urlaub gewesen, am Meer. Er war gern weit hinausgeschwommen.

Siegel ist privat versichert. In seinem Komfortzimmer war W-LAN inklusive. Er ließ sich sein Laptop bringen und suchte sich einen Anwalt.

Richtig, sagte ihm Jörg Heynemann, Fachanwalt für Medizinrecht in Berlin, ein Prothesenbruch nach vier Jahren, aus heiterem Himmel, ohne Gewalteinwirkung, ohne Unfall, das dürfe nicht sein. Er kopierte sich den Endoprothesenausweis von Ralf Siegel. Darin ist jedes einzelne Bauteil seiner Prothese mit Artikelnummer vermerkt. Alle Teile stammten von der Lübecker Firma ESKA Implants. Nach der Operation, bei der Ralf Siegel eine neue Hüftprothese eingebaut wurde, händigte ihm der Operateur die beiden Bruchstücke des alten Implantats aus. Nun war gut zu sehen, was gebrochen war: das Verbindungsstück zwischen Hüftkopf und dem Stil der Prothese, laut Prothesenpass der »Konusadapter 10° K12/14 zu Adapterhüftstiel Gr. 1/2/3«.

Jörg Heynemann stellte zu diesem Adapter eine Anfrage an das Bundesinstitut für Arzneimittel und Medizinprodukte, das Problem- und Fehlermeldungen zu Medizinprodukten sammelt. Der Hersteller, so ist dem Antwortschreiben des Instituts zu entnehmen, habe für die Prothese schon vor über zwei Jahren »eigenverantwortlich eine Rückrufaktion … angeordnet«. Es habe bei dem Produkt eine »erhöhte Rate von Versagensfällen« gegeben. Ralf Siegel wusste davon nichts. Er war fassungslos. Was, wenn das Ding beim Motorradfahren gebrochen wäre? Mitten im Straßenverkehr oder bei Tempo 150 auf der Autobahn? Siegel war zu dem Zeitpunkt gerade 37 Jahre alt. Er hatte drei kleine Kinder. Warum verdammt noch mal hatte ihn niemand über den Materialfehler informiert? Er fühlte sich ohnmächtig, ja ausgeliefert, als er seine erste Lektion von Heynemann lernte: Es sei gesetzlich schlichtweg nicht geregelt, wer Patienten über einen Rückruf von Medizinprodukten informieren muss. Oft tun das die Krankenhäuser. Sie sind die Einzigen, die es können. Niemand sonst weiß, wem wann welche Implantate eingebaut wurden. Die Krankenkassen haben dazu in Deutschland keine Informationen, und auch ein zentrales Register gibt es nicht. Im Fall von Ralf Siegel hatte die Klinik geschwiegen.

Auch die zweite Lektion seines Anwalts erschütterte Siegel. »Es wird zu wenig geprüft und getestet, bevor Medizinprodukte auf den Markt kommen.« Jörg Heynemann hat viele Mandanten wie Ralf Siegel: Patienten, die um Entschädigung und Schmerzensgeld dafür kämpfen, dass ihnen fehlerhafte Produkte eingebaut worden sind. Produkte, die oft schon kurz nach der Markteinführung die ersten Probleme zeigen. »So wie die ESKA-Hüften, 2005«, sagt Heynemann. »Oder die Hüftprothese »Varicon« der Firma Falcon Medical, auch 2005. Oder bei einer Hüftprothese von Braun Aesculap, 2006.« Er kann das fortführen, mit Jahreszahlen, aus dem Kopf: Im Jahr 2007 der Rückruf der Herz-Defibrillator-Elektrode »Sprint Fidelis« der Firma Medtronic. Es war zu lebensgefährlichen Ausfällen der Elektrode und zu tödlichen Schocks gekommen. Allein in Deutschland hatte die Firma das Bauteil rund 15 000 Mal ausgeliefert. Es folgten weitere Rückrufe für Defibrillatoren-Elektroden, Hüftprothesen, Cochlea-Implantate für Gehörgeschädigte und künstliche Linsen.

Immer hatte es Presseartikel gegeben. 2010 aber änderten sich Ton und Dimension der Berichterstattung: Als damals Depuy, Tochter des US-Unternehmens Johnson & Johnson, seine Hüftprothese zurückrief, berichteten die Medien über Wochen hinweg. Schon bald wurde das defekte Implantat »eine der größten Katastrophen in der Orthopädie« genannt. Weltweit waren 93 000 Patienten betroffen, allein in Deutschland 5500. Fast gleichzeitig kam ein weiterer, noch größerer Medizinprodukteskandal ans Licht: Am 1. April 2010 verbot die französische Gesundheitsbehörde Afssaps die Vermarktung der Brustimplantate der Firma Poly Implant Prothèse (PIP). Es hatte sich herausgestellt, dass die Silikonkissen häufig rissen und ausliefen. Zudem hatte der Hersteller die Gelkissen mit minderwertigem Material gefüllt: Statt medizinisches Silikon zu benutzen, hatte das Unternehmen einen Stoff in die Kissen gefüllt, der sonst in der Industrie genutzt wird. Das war schlicht billiger. Weltweit sollen die Kissen bei rund einer halben Million Frauen zur Brustvergrößerung oder zum Brustaufbau nach einer Krebsoperation eingesetzt worden sein. In Deutschland war es mühsam, die betroffenen Patientinnen ausfindig zu machen. Wie konnte das alles passieren? In einem Land wie Deutschland, in dem alles, aber auch alles geregelt zu sein scheint? In dem jedes Baby nur Wochen nach seiner Geburt eine Steueridentitätsnummer bekommt, in dem die Höhe jedes Geländers vorgeschrieben ist, in dem jeder Fahrzeughalter im Zentralen Fahrzeugregister des Kraftfahrt-Bundesamtes gemeldet ist?

Auf der Suche nach Antworten gruben Journalisten in den undurchsichtigen Strukturen des europäischen und deutschen Gesundheitswesens und machten zur Top-Nachricht, was Ärzten und Wissenschaftlern schon seit Langem Unwohlsein bereitet: Es gibt in Deutschland ernsthaft und tatsächlich keine staatliche Kontrolle von Medizinprodukten.

Wer verstehen will, was das bedeutet, muss zunächst wissen: Medizinprodukte sind nicht gleich Medizinprodukte. Die Bandbreite von Erzeugnissen, die sich unter dem schwammigen Begriff versammeln, ist groß. Deshalb werden sie in vier Risikoklassen unterteilt. Salopp gesagt: Je größer der Schaden ist, den sie anrichten können, desto höher die Risikoklasse. Zu der ersten Klasse gehören beispielsweise Pflaster und Lesebrillen. Zu der Risikoklasse IIa gehören unter anderem Zahnfüllungen. Die Klasse IIb umfasst Produkte wie Röntgengeräte, künstliche Linsen und Kondome. Die Klasse III ist die höchste Risikoklasse. Sie ist hauptsächlich Produkten vorbehalten, die in den Körper eingebaut werden und dort oft über Jahre bleiben: Herzschrittmacher, Brustimplantate, künstliche Gelenke, sogenannte Stents, die verengte Blutgefäße offen halten, Herzklappen oder die »Spirale« zur Empfängnisverhütung.

So unterschiedlich die Produkte sind, sie haben alle eines gemeinsam: Sie müssen nicht im eigentlichen Sinne zugelassen werden. Das heißt, keine *staatliche Behörde* überprüft Produkte und Produzenten. Pflaster, Lesebrillen und Co., also alle Produkte der Risikoklasse I, dürfen die Hersteller selbst prüfen und auf den Markt bringen. Ab der Risikoklasse II müssen alle Neuheiten von externen Fachleuten geprüft werden. In den USA übernimmt solche Überprüfungen zentral die Food and Drug Administration (FDA), die staatliche Lebens- und Arzneimittelbehörde. In Europa hat der Gesetzgeber die Verantwortung outgesourct: an die sogenannten »Benannten Stellen«, die so heißen, weil sie von den jeweils verantwortlichen nationalen Behörden benannt werden. Diese Benannten Stellen führen ein »Konformitätsbewertungsverfahren« durch, wie es im Amtsdeutsch heißt. Das bedeutet, dass die Stelle überprüft, ob das Produkt mit den europäischen Gesetzen im Einklang ist.

Es gibt rund 70 Benannte Stellen in ganz Europa. In Deutschland sind es 16. Ich schaue nach, welche es sind: TÜV und DEKRA sind darunter, daneben auch die BSI Group und Medcert. Die anderen sagen mir nichts. Ich wundere mich: Alle sind privatwirtschaftlich. »Eine wichtige Erkenntnis«, sagt mir später eine Insiderin vom Medizinischen Dienst der Krankenversicherungen (MDK). Auch wichtig zu wissen sei es, dass sich jeder Hersteller die Benannte Stelle aussuchen könne, von der er sein Produkt zertifizieren lassen wolle. »Das heißt«, sagt sie, »die Benannten Stellen stehen im Wettbewerb zueinander. Welche Stelle wählt ein Hersteller?« Ich überlege. »Die billigste?« – »Nicht unbedingt«, widerspricht die Informantin. »Versetzen Sie sich in die Lage einer Firma, die ein neues medizinisches Produkt entwickelt hat, mit dem sie nun viel Geld verdienen oder verlieren kann. Sie wollen mit Ihrem Produkt auf den Markt. Sie wählen also die Stelle, von der Sie glauben, dass sie Ihr Produkt zertifiziert. Mit anderen Worten: Wenn Sie als Benannte Stelle hart prüfen und viele Produkte durchfallen lassen, wird Sie das nicht beliebt machen.« Das, so sagt sie, sei das erste ganz große Problem. Das zweite seien die Prüfungen selbst. »Was wird denn geprüft?«, frage ich. Ich stelle mir riesige Labore vor, ausgestattet mit den ausgefeiltesten Apparaturen – so wie ich es aus dem Testbereich für Teddys oder Solarzellen beim TÜV kenne.»Papier«, sagt die MDK-Frau.»Hauptsächlich Papier. Pläne zur Konstruktion, zum Material, zum Herstellungsprozess und so weiter. Später theoretisch auch die Unterlagen der klinischen Bewertung.« Theoretisch? »Theoretisch, weil es für Hochrisikoprodukte eigentlich vorgeschrieben ist. Wenn Sie zum Beispiel in die europäische Medizinprodukteverordnung hineinschauen, sehen Sie, dass die ›Bewertung von klinischen Daten‹ verlangt wird. Aber diese klinischen Daten muss der Hersteller nicht zwingend selbst schaffen, er kann auch Studien zu anderen Produkten einreichen, wenn sein Produkt den bereits zugelassenen Produkten ›ähnlich‹ ist. Also: Ist meine Hüftprothese ähnlich wie eine andere, die bereits auf dem Markt ist, nehme ich einfach die Studie zu dem bereits zertifizierten Produkt und reiche sie ein.« Nun sei aber Ähnlichkeit ein dehnbarer Begriff. Da hätten die Benannten Stellen erheblichen Ermessensspielraum.»Es gibt berechtige Zweifel daran, dass die Benannten Stellen einheitlich bewerten.«

Die Zweifel sind offenbar so berechtigt, dass selbst die Industrie das zugeben muss. 2012 erklärten die deutschen Medizinprodukt-Verbände in einer gemeinsamen Pressemitteilung, sie seien dafür, die Benannten Stellen stärker zu kontrollieren, weil die Zulassungskriterien für Medizinprodukte »unterschiedlich ausgelegt und überprüft«[33] würden. In Großbritannien erklärte die Association of British Healthcare Industries, ihrer Meinung nach würden die Benannten Stellen weder gut ausgesucht noch genügend kontrolliert.[34]

Die Amtssprache der Institutionen lässt lediglich erahnen, dass hinter den Kulissen der Medizinproduktkontrolle etwas falsch läuft. Deborah Cohen von der weltweit angesehenen englischen Wissenschaftszeitschrift *British Medical Journal* (BMJ) wollte es viel konkreter wissen. Und sie hatte die passende Idee dafür. Die Journalistin entwarf zusammen mit einem Team von der englischen Tageszeitung *The Daily Telegraph* eine schicke Hochglanzbroschüre für ein Medizinprodukt der höchsten Risikoklasse III:»Changi TMH« – eine Hüftprothese, die es in Wirklichkeit nicht gibt.»Changi« war der erfundene Firmenname,»THM« stand für »Total Metal Hip«. Das bezeichnet eine Hüftprothese, die ganz aus Metall besteht: Die Gelenkprothese, die am oberen Ende wie das echte Hüftgelenk in einer Kugel mündet, ist ebenso aus Metall wie die künstliche Gelenkpfanne. Lange galten diese Prothesen als besonders langlebig. Bis 2010 die Daten des Prothesenregisters »National Joint Registry« (NJR) von England und Wales ergaben, dass das Gegenteil der Fall war: Fast 14 Prozent der Patienten, die eine Metall-auf-Metall-Prothese erhalten hatten, mussten die künstliche Hüfte nach sieben Jahren austauschen lassen. Bei den anderen Prothesentypen waren es nur 3 bis 5 Prozent.

Zu dem Zeitpunkt, als Deborah Cohen ihre Undercover-Recherche begann, waren die Probleme mit Metall-auf-Metall-Prothesen längst bekannt. Sie schrieb später:»Wir haben in unseren Unterlagen ausdrücklich erwähnt, dass unser Produkt drei anderen Prothesen nachempfunden ist. Zwei dieser Prothesen waren vom Markt genommen worden. Zwei waren Gegenstand von Gerichtsprozessen in den USA.«[35] Auch auf drei weitere unschöne Eigenschaften ihres Produkts hatte die Firma Changi offenherzig hingewiesen: Die Prothese könne giftige Mengen an Chrom und Kobalt im Körper freisetzen. Die Beweglichkeit der Patienten mit der geplanten Prothese sei eher schlecht. Und: Die künstliche Gelenkpfanne aus Metall neige dazu, sich zu verformen und kaputtzugehen.

Dieses Produkt, das jedem Experten eigentlich die Haare zu Berge stehen lassen müsste, wollte Cohen nun angeblich in Europa auf den Markt bringen. Sie trat als Firmenvertreterin von Changi auf und kontaktierte 14 Benannte Stellen in vier europäischen Ländern und in der Türkei. Keine einzige lehnte die Zertifizierung ab. Bis Deborah Cohen ihren Artikel veröffentlichte, hatten schon sechs Benannte Stellen konkrete Kosten-voranschläge für die Prüfung der zweifelhaften Metallhüfte geschickt. Obwohl den Prüfern die Probleme mit diesem Prothe-sentyp bekannt waren, gaben sie Cohen zu verstehen, dass einer Zertifizierung nichts im Wege stünde. Es gebe immer einen Weg, hieß es. Sie stünden schließlich auf der Seite ihrer Kunden – nicht auf der Seite der Patienten.

Benannte Stellen dürfen laut Auftrag ihre Kunden nicht be-raten. Das ist vernünftig: Die Institute sollen die Produkte be-werten und nicht den Herstellern Tipps geben, auf welche Weise sie gegebenenfalls zweifelhafte medizinische Errungenschaften auf den Markt bringen können. Deborah Cohen erfuhr, dass es durchaus legale Wege gibt, den Kunden dennoch mit Rat und Tat zur Seite zu stehen: Zwei der Benannten Stellen arbeiteten mit Beraterbüros in Asien zusammen. Nehme man ihre Dienste in Anspruch, so die Berater, so könnten sie eine hundertprozentige Erfolgsgarantie dafür abgeben, dass die Hüfte die Prüfungen bestehen würde.

Die meisten der Prüfinstitute, so Cohen, hätten auch nicht auf klinischen Studien bestanden, die für ein Medizinprodukt der Hochrisikoklasse III eigentlich vorgeschrieben sind. Sie ver-wiesen auf das Schlupfloch, das der Gesetzgeber gelassen hat – und auf das auch meine MDK-Informantin bereits hingewiesen hatte. Das liest sich so: »Bei implantierbaren Produkten und bei Produkten der Klasse III sind klinische Prüfungen durchzufüh-ren, es sei denn die Verwendung bereits bestehender klinischer Daten ist ausreichend gerechtfertigt.«[36] Die meisten der ange-fragten Benannten Stellen empfahlen dementsprechend, in wis-senschaftlichen Zeitschriften und im Internet nach Studien zu ähnlichen Prothesen zu suchen. Das würde genügen.

Ich will wissen, für wie viele Medizinprodukte, die in Deutschland zertifiziert werden, klinische Studien durchgeführt werden. Dafür schreibe ich die Pressestelle des Bundesinstituts für Arzneimittel und Medizinprodukte (BfArM) an. Das BfArM halte ich für den geeigneten Ansprechpartner, weil es die Studien genehmigen muss. Eine halbe Stunde später klingelt das Telefon. Der Pressesprecher versucht sich in einer Gratwanderung: Er muss den sachlichen Vertreter einer Behörde geben, will andererseits aber auch sichergehen, dass ich das Problem hinter seiner Antwort erkenne. Er löst das Dilemma, indem er seine Antwort in fröhliche Ironie tränkt: »Da bin ich ganz schnell fertig mit der Antwort: Die Zahlen haben wir nicht.« Auf meine verblüffte Frage, wer die denn habe, sagt er: »Ich wüsste niemanden. Aber vielleicht fragen Sie mal beim Verband der Medizinprodukte-Hersteller an. Das müssten die doch wissen und sagen es auch sicher gern!« Ich fühle mich an Asterix-und-Obelix-Comics erinnert, in denen Ironie mit Blümchen in den Sprechblasen gekennzeichnet wird, und muss lachen. Der Sprecher lacht mit.

Meine E-Mail-Anfrage an den BVMed, den Bundesverband der Medizinprodukte-Hersteller, erntet als Antwort diverse Zahlen, aber nicht die, um die ich gebeten habe. Da solle ich doch beim BfArM anrufen, regt der Sprecher vom BVMed an. Der BfArM-Sprecher sagt: »Ah, elegant, das wieder hierher zurückzuverweisen. Aber, nein, haben wir nicht. Können wir auch gar nicht haben. Wir sehen nur, was gemacht wird. Was nicht gemacht wird, sehen nur die Hersteller und die Benannten Stellen.«

Ich schreibe nun direkt einige der deutschen Benannten Stellen an und frage: »Wie häufig reichen die Hersteller eigene klinische Studien ein?« Eine Antwort bekomme ich nicht. Vier der fünf angeschriebenen Institute antworten gar nicht. Das fünfte, eine der bekanntesten Prüfstellen, bietet mir nach einigem Hin und Her ein Hintergrundgespräch am Telefon an. Vertraulich. Kein Zitatrecht. Man wolle gern aufklären über die Probleme – aber nicht die Prügel kassieren.

Als mich die Pressesprecherin am nächsten Tag zur vereinbarten Zeit anruft, sind zwei Experten zugegen. Beide verteidigen die Arbeit ihrer Prüfstelle: Sie sei fachlich exzellent aufgestellt. Ihr Name stehe weltweit für Sicherheit. Sie könnten es sich leisten, hart zu prüfen, weil sie mehr Anfragen hätten, als sie bewältigen könnten.»Wir können uns unsere Kunden aussuchen. Kunden mit einem zweifelhaften Produkt lehnen wir ab.« Als ich sage:»Die gehen dann zu einer anderen Stelle«, gibt es Gemurmel im Hintergrund. Dann sagt einer der beiden: Sie sähen schon das Problem, dass nicht alle Benannten Stellen in Europa gleich gut seien.»Es ist so«, sagt einer der beiden,»dass einige der Benannten Stellen eine Prüfung für wenige Tausend Euro anbieten. Wie man für so ein Geld vernünftig prüfen soll, weiß ich nicht.« Außerdem sei es verblüffend, dass manche der Prüfstellen»mit 15 Leuten machen, was andere mit 400 machen«. Da frage man sich schon,»wenn heute eine Hüfte und morgen eine Herzklappe geprüft wird, wie das mit den personellen Möglichkeiten so in die Tiefe gehen kann«. Hersteller, die eine eher oberflächliche Prüfung wünschten,»wissen auch, an welche Stellen sie sich dann wenden müssen. Das weiß jeder.« Die Anforderungen an die Benannten Stellen seien aber durch die überarbeitete EU-Gesetzgebung etwas gestiegen, erklärt der andere der Experten.»Die Anzahl der Benannten Stellen sinkt.« Auf meine Frage, wie viele der Hersteller von Hochrisikoprodukten denn mit eigenen klinischen Studien aufwarten würden, reagieren beide verschnupft. Das sei vorgeschrieben. Punkt. Nur bei großer Ähnlichkeit zu einem anderen Produkt nicht. Und das müsse der Hersteller erst mal beweisen.»Wer hier Äpfel mit Birnen vergleicht, wird abgelehnt.« Konkrete Zahlen können oder wollen beide trotzdem nicht nennen.

Das müssen sie auch nicht. Das deutsche Informationsfreiheitsgesetz gilt nur für Informationen von Bundesbehörden. Privatwirtschaftliche Unternehmen haben das Recht zu schweigen. Damit sollen Betriebsgeheimnisse geschützt werden. In diesem Fall aber geht es um die Sicherheit von Patienten. Trotzdem habe ich keine Chance, eine Antwort zu erzwingen. Ich bin also auf Insider angewiesen.

Über Umwege bekomme ich Kontakt zu einem Wissenschaftler, der mit den Tests eines der größten deutschen Prüfinstitute vertraut ist. Wie so oft in dieser Branche: Der Informant will nicht zitiert werden. Die Benannte Stelle, mit der er sich auskennt, habe in Europa einen Marktanteil im gut zweistelligen Bereich an allen Zertifizierungen. Im Hochrisikobereich sei es »deutlich mehr«. Zu meiner Frage, wie häufig der Hersteller bei dem Institut eigene klinische Prüfungen vorlegen müsse, schreibt er: »Von den circa 350 Erst-Zertifizierungen, die das Institut jährlich macht, wird der klinische Weg in weniger als 10 Prozent verfolgt.«

Wenn das stimmt, heißt das also: In neun von zehn Fällen geht das Produkt ohne eigene klinische Prüfung auf den europäischen Markt. »Und in den restlichen Fällen mit unzureichender klinischer Prüfung«, so Stefan Sauerland. Der Leiter des Ressorts für nicht-medikamentöse Verfahren vom Institut für Qualität und Wirtschaftlichkeit im Gesundheitswesen bemüht sich um Sachlichkeit, aber sein Frust teilt sich mit. In der entsprechenden EU-Richtlinie stehe: »Die klinischen Prüfungen sind nach einem angemessenen Prüfplan durchzuführen.« Außerdem: Die »Prüfungen müssen eine angemessene Zahl von Beobachtungen umfassen …«[37] – was heißen soll: Das Medizinprodukt muss an einer angemessenen Anzahl von Patienten getestet worden sein.

Was aber ist angemessen? Das, so Sauerland, sei nirgendwo gesetzlich fixiert und sei damit Angelegenheit der Benannten Stellen. »Oft«, sagt er, »wird dann eine Zahl um die 50 festgelegt.« Im Vergleich zu den Arzneimittelprüfungen sei das extrem wenig, zu wenig, um auch Komplikationen aufzuspüren, die vielleicht seltener aufträten. Viel problematischer aber, so Sauerland, sei meistens das sogenannte »Design« der Studien. Anders als bei Medikamenten, die immer im Vergleich zu einem anderen Medikament und/oder zu einem Placebo getestet werden müssten, werde bei Medizinprodukten fast immer nur die Funktionsweise des Produktes selbst überprüft. »Die MGP-Studien [Medizinproduktestudien] dienen nur dazu, das technische Konzept und die technische Sicherheit der Produkte zu prüfen«, erklärt Stefan Sauerland. Selbst das erfolge oft nicht ausreichend. Der Nutzen aber für den Patienten werde meist gar nicht untersucht und müsse auch nicht untersucht werden.

Das heißt, es wird nicht gemessen: Hat das Produkt einen Vorteil im Vergleich zu einem anderen Produkt? Hat der Patient weniger Schmerzen, im Vergleich zu einem anderen Implantat? Kann er mit der neuen Prothese besser gehen als mit einer anderen? Lebt er mit dem neuen Herzschrittmacher länger als mit einem älteren, besser bekannten Modell? Es wird auch nicht getestet, ob der Einsatz des Produktes besser hilft als irgendeine nicht-operative Methode wie zum Beispiel Krankengymnastik oder ein Medikament. Es wird lediglich – leidlich – geprüft, ob das Produkt technisch tut, was es soll. Jürgen Windeler, Leiter des IQWiG, brachte es in einem *Spiegel*-Interview auf den Punkt: »Wenn man das auf Arzneimittel überträgt, wäre das, als würde man vor allem gucken, ob die chemischen Herstellungsprozesse ordentlich sind. Ob zum Beispiel die Tabletten, wenn sie an der frischen Luft liegen, nicht zerfallen – eine absurde Vorstellung.«[38]

Haben die Produkte die technischen Prüfungen hinter sich, bekommen sie das CE-Zeichen, das viele auch von ihrem Drucker oder ihrem Föhn kennen. Es steht für »Communauté Européenne« – Europäische Gemeinschaft. Mit diesem Siegel darf das neue Produkt in ganz Europa vermarktet werden.

Nicht selten werden Medizinprodukte zu Innovationen ausgerufen, die sich später als nutzlos oder sogar schädlich herausstellen. Die Gewinne streichen die Medizinprodukte-Hersteller und Kliniken ein. Die Kosten übernimmt die Gemeinschaft der Versicherten. Das Risiko trägt der Patient. Er wird vom Gesetzgeber gleich dreimal im Stich gelassen; zum einen dadurch, dass die Produkte nicht streng genug geprüft werden, bevor sie eingebaut werden dürfen; zum anderen dadurch, dass die

Benachrichtigung über defekte Produkte nicht geregelt ist; und schließlich weil alles in unserem Gesundheitssystem darauf ausgerichtet ist, neue, unzureichend geprüfte Produkte möglichst schnell für alle verfügbar zu machen. Innovationsfreundlich, sagen die einen. Unverantwortlich, die anderen.

14.
Innovationsfreunde ist die schönste Freude

Johann Linden bekam am Abend eine Beruhigungstablette. Am nächsten Morgen noch eine. Ein Pfleger half ihm, das OP-Hemdchen anzuziehen. Dann wurde er in seinem Bett die langen Flure entlanggefahren. Im Vorraum zum OP legte ihm der Narkosearzt einen Venenkatheter. »Denken Sie an etwas Schönes«, sagte er, als er ihm die Maske leicht auf Mund und Nase drückte. Das Letzte, woran sich Johann Linden heute erinnern kann, ist das Gefühl von Hoffnung: »Nun geht es bald bergauf.« Dann dämmerte er weg.

Die Operation dauerte dreieinhalb Stunden. Als er aufwachte, hatte er stärkere Schmerzen als je zuvor. Er bekam Schmerzmittel und verbrachte den Rest des Tages wie im Nebel. Am nächsten Morgen sollte er aufstehen. »Aber ich merkte, dass ich mein Becken nicht hab bewegen können. Ich hatte solche Schmerzen, die kaum auszuhalten waren. Und die versuchten mich dann auch noch aus dem Bett rauszukriegen und haben mich da mit einer Decke nach vorne gezogen zu der Bettkante und stellten mich dann auf, und ich hätte mal ein paar Schritte machen sollen, was aber nicht möglich war. Und mir wurden immer mehr Schmerzmittel verabreicht. Dass die Schwester schon gesagt hat zum Doktor, dass ich das und das aber alles schon genommen habe. Und dann haben die mich wieder ins Bett reingelegt und wieder Medikamente verabreicht und immer stärkere. Es wurde nicht besser.«

Vier Tage später kam der Arzt an sein Bett und sagte, er werde jetzt nach Hause entlassen. Johann Linden brachte kein Wort heraus. »Ich dachte, das ist doch gar nicht möglich, dass ich rausgeh. Ich kann mich kaum bewegen. Wie komme ich da überhaupt heim jetzt? Weil das Krankenhaus 50 Kilometer entfernt war von meiner Wohnung, von meinem Wohnort.« Die Mediziner passten ihm ein Korsett an, das bestimmte Bewegungen verhindern und so die Schmerzen mindern sollte. Dann parkte der Wagen seiner Freundin vor der Klinik. Johann hievte sich unter Schmerzen auf den Beifahrersitz. Zu Hause, sagt Johann Linden, stand er zehn Minuten vor dem Sofa. Die Liegefläche schien ihm unerreichbar. Er wusste nicht, wie er hinunterkommen sollte. Sitzen konnte und durfte er nicht.

Während er erzählt, rollen die Erinnerungen auf ihn zu. Er kämpft dagegen an. Er hat sich vorgenommen, nur zu berichten, nicht alles noch einmal zu durchleben. Aber es gelingt ihm nicht. Er fängt an, sich zu verhaspeln, schweigt plötzlich. Die Augen werden nass. Er steht auf. Raus auf den Balkon, eine rauchen. Wir machen die Kamera aus. 20 Minuten später hat er sich wieder gefangen. Die ersten Wochen zu Hause waren die Hölle, sagt er. Die Schmerzen unerträglich.»Ich habe dann mehrmals da angerufen bei der Praxis, und das war das Schlimmste eigentlich. Man ist da kaum durchgekommen, und man hat da angerufen, tagelang. Keiner ist rangegangen an den Apparat. Bis man mal einen erreicht hat, und dann hab ich gesagt, dass ich sehr starke Schmerzen hab und ich nicht mehr weiß, was ich machen soll. Dann meinten die bloß, ich müsste doch warten, bis ein Termin frei wird oder bis der Doktor telefonisch zu sprechen ist.« Als der Arzt irgendwann zurückrief, riet er Johann, sich in Geduld zu üben.

Johann begann schließlich wie geplant die Reha – doch er konnte kaum eine Übung mitmachen. Nach drei Wochen schickten ihn die Mediziner wieder nach Hause.»Ich sollte nachsehen lassen, was da los ist.« Zurück in der Klinik, wurde er geröntgt. Alles prima, sagte der Arzt, wie aus dem Lehrbuch. Sitzt top, könnte man auf einem Kongress zeigen.»Und er sagte, es liegt wahrscheinlich an mir, ich kann mit meinen Schmerzen nicht umgehen.« Johann verzweifelte nun. Er sagte, so könne er nicht weiterleben. Wenn da nichts mehr gemacht würde, könne er sich gleich einen Strick nehmen.»Wenn das so ist, bauen wir Ihnen vielleicht doch noch eine Bandscheibenprothese ein«, sagte der Arzt. Johann wunderte sich.»Die sollte doch nichts bringen, hat es geheißen.« Aber es war ihm egal. Nur die Schmerzen sollten aufhören.»Mein Leben hat da fast keinen Sinn mehr gehabt, ich konnte nicht mehr arbeiten, ich konnte eigentlich gar nichts mehr machen, bloß noch auf der Couch liegen und hoffen, dass der Tag vorübergeht.«

Seine Freundin fuhr ihn erneut in die Klinik. Aufnahme. Beruhigungstablette.»Denken Sie an etwas Schönes.« Aufgewacht und immer noch Schmerzen.»Wenn das so ist, können wir Ihnen noch eine zweite Bandscheibenprothese einbauen.« Die Freundin warnte ihn. Aber er konnte nicht mehr. Die dritte OP war der letzte Strohhalm, er klammerte sich daran. Was sollte er sonst tun? Die Selbstmordgedanken wurden deutlicher, nahmen Form an. Die Freundin hielt ihn irgendwie.»Er war ein Wrack«, erzählt sie später.

Zur selben Zeit lief sein Krankengeld aus. Er musste Rente beantragen. Der Gutachter, zu dem er dafür gehen musste, sagte, er habe schon vier Leute in Rente geschickt, die das gleiche Implantat hatten.»Er hat gesagt, lassen Sie sich nicht noch mal operieren, machen Sie eine Schmerztherapie und schauen Sie dann weiter.« Der Gutachter hat Autorität. Johann nahm seinen Rat ernst. Er machte eine Schmerztherapie und eine Psychotherapie. Schließlich konnte er wieder klarer denken. Sein neues Ziel: Er wollte die Implantate wieder raushaben. Aber der Arzt, der sie ihm eingebaut hatte, weigerte sich. Auch andere Rückenoperateure, die er aufsuchte, verweigerten die OP. Das Risiko einer Querschnittslähmung sei zu groß. Trotzdem ließ Johann Linden nicht locker. Mit der ganzen Wucht seiner Verzweiflung bestürmte er weitere Ärzte. Schließlich fand er einen Spezialisten, der bekannt dafür ist, dass er ab und an sogenannte »Revisionen« macht, der also Implantate wieder herausnimmt oder austauscht. Ein unbeliebter Job. Acht Stunden dauerte die

Operation. Immer nah am verletzlichen Rückenmark. Nachdem die Implantate wieder draußen waren, war das Rückgrat instabil, löchrig wie ein Schweizer Käse von den ganzen rausgedrehten Schrauben. Die Wirbel mussten deshalb mit Metallstangen fest miteinander verschraubt werden. Im unteren Lendenwirbelbereich ist Linden nun »versteift«, wie es heißt. Bewegungen sind in diesem Teil der Wirbelsäule nicht mehr möglich. Die Schmerzen sind seitdem weniger geworden, sagt Johann. Er kann nicht lange sitzen, aber damit kann er umgehen. Von den vielen Operationen hat er Nervenschädigungen davongetragen. Die Füße sind noch immer leicht taub. Einer der Oberschenkel wird ab und zu heiß. Einmal in der Woche geht er zur Wassergymnastik und einmal zur Physiotherapie, die er inzwischen selbst bezahlen muss. Seine Krankenkasse hat ihm mitgeteilt, dass die Anzahl seiner Therapie-Einheiten nach Heilmittelkatalog und Heilmittelrichtlinie ausgeschöpft ist.

Am Mittag ist das Interview beendet. Johann setzt sich mühsam auf den Beifahrersitz unseres Wagens. Erst den linken Fuß hinein, dabei mit der rechten Hand am Griff unter dem Autodach festhalten, dann den Rest des Körpers behutsam nachziehen. Wir haben einen gemeinsamen Termin bei Professor Joachim Grifka in Regensburg. Wie im Fall von Karl Seiters will ich Professor Grifka die Röntgenbilder von Johann zeigen. Weil Regensburg nicht sehr weit entfernt ist, hat Johann beschlossen mitzukommen.

Als wir an der Klinik in Regensburg ankommen, steht Joachim Grifka noch im Operationssaal. Einer der Oberärzte nimmt uns in seine Obhut. Ob er die Röntgenbilder auch sehen dürfe? Johann stimmt zu. Der Oberarzt führt uns in einen fensterlosen Raum, der nur von einem großen Leuchtschirm an der Wand erhellt wird. Mit routinierten Bewegungen klippt der Mediziner die beiden Aufnahmen an den Schirm: Links das Bild von Johanns Rücken vor der ersten OP, rechts nach Einbau von dynamischer Stabilisierung und Bandscheibenvollprothese. Die

Implantate leuchten weiß aus den geisterhaft bläulichen Umrissen der Wirbelsäule heraus und spiegeln sich in Johanns Brille. Der Arzt, bislang in Plauderlaune, verstummt. Mit Seitenblick auf Johann fragt er, ob er offen sprechen dürfe. Johann nickt. Pokerface. Die Hände wandern aus den Hosentaschen seiner Jeans, die Arme verschränken sich vor der Brust. In Abwehr vor dem Schlag, den er vermutlich kommen sieht.

Der Arzt umkreist mit dem rot leuchtenden Strahl eines Laserpointers einen Bereich zwischen zwei Lendenwirbeln auf dem linken Bild. »Das hier ist ein Bandscheibenvorfall«, sagt er zu Johann gewandt. »Nur anhand des Bildes ist das nicht hundertprozentig zu beurteilen, aber es sieht für mich nicht gravierend aus.« – »Aber ich hatte schon 15 Jahre Schmerzen«, sagt Johann. »Ich konnte schon kaum noch arbeiten.« Er ist aufgestanden und sieht aus, als wollte er weglaufen. Der Arzt macht eine beschwichtigende Geste. Das glaube er ihm, sagt er. »Aber der Bandscheibenvorfall war sicher nicht der Grund für die Schmerzen. Der Vorfall ist auf diesem Bild ziemlich frisch.« Johann schweigt. »Wenn Sie 15 Jahre Schmerzen hatten, muss das eine andere Ursache gehabt haben.« Der Arzt wendet sich wieder den Röntgenbildern zu. »Ich habe Sie damals nicht untersucht«, sagt er, »aber im Moment kann ich überhaupt nicht nachvollziehen, warum man bei Ihnen solche Implantate eingesetzt hat.«

Etwas später kommt Joachim Grifka dazu. Reicht uns eine rot geschrubbte Chirurgenhand mit kurzen Nägeln. Er weist auf das Bild mit den Implantaten. »Darf ich raten, wer das gemacht hat?« Er rät und trifft ins Schwarze. Grifka versucht, diplomatisch zu bleiben. »Sehen Sie«, sagt er, »es gibt Kollegen, die so was einbauen. Die Produkte sind zugelassen [korrekterweise müsste man sagen, sie haben das CE-Zeichen], deshalb ist das kein Fehler im eigentlichen Sinne. Aber das sind keine Verfahren, bei denen wir heute sagen können, wir haben verlässliche Studien, die uns wirklich weiterhelfen.« Es gebe positive Ergebnisse, Patienten, die dankbar seien nach der OP. Aber auch viel Negatives. Die Komplikationsrate sei hoch. »Und wer wird da operiert? Das sind hauptsächlich Leute zwischen 25 und 50 Jahren. Das ist das Häufigste. Es wird also operiert bei einem jungen Menschen, der voll im Leben steht, der in seiner ganzen Entwicklung, ob das beruflich oder privat ist, durch eine solche Operation und dann eintretende Komplikation völlig aus der Bahn gebracht wird.« Grifka überlegt kurz. Vielleicht fand er seine Aussage noch nicht deutlich genug. Er fügt hinzu: »Also, für mich persönlich kommt eine solche Stabilisierung oder auch eine Bandscheibenprothese genauso wenig infrage wie für meine Patienten.«

Johann ist inzwischen gegangen. Wir finden ihn in der Eingangshalle der Klinik. Dort sitzt er auf einem der bunten, harten Plastikschalenstühle. Mit Wut hätte ich vielleicht umgehen können, aber seine Resignation macht mich hilflos. Ich setze mich neben ihn. »Warum sagt einem so was keiner, bevor man sich operieren lässt?«, fragt er. »Ich fühle mich wie ein Versuchskaninchen, bei dem man versucht, Teile einzubauen. Mal schauen, wie der Mensch reagiert.« Sein Blick folgt den Bewegungen des Kamerateams, das die Geräte zusammenpackt. Tragen, heben, bücken. Alles unmöglich für Johann. Er steht auf, nimmt mit einer seltsamen Kniebeuge seine Sporttasche vom Boden auf und sagt beim Abschied: »Und was ich auch gern mal wissen möchte, wo unser Gesundheitssystem doch so teuer ist, warum zahlt das alles dann die Krankenkasse?« Ich habe keine Antwort darauf.

Einige Monate später beschäftigt mich Johann Lindens Frage erneut. Ich bekomme Post von der Praxis, deren Ärzte Johann die Bandscheibenprothese und die dynamische Stabilisierung namens »Dynesis« eingesetzt haben. Ich hatte das Medizinerteam um Studien zu Dynesis gebeten – ein Implantat, so heißt es auf der Website, das der Operateur von Johann mitentwickelt hat. Das Praxisteam hält mich für eine potenzielle

Patientin und schreibt freundlich, es setze das Implantat bereits »seit Jahren« ein. Es gebe »zahlreiche Veröffentlichungen« dazu, »leider nur auf Englisch«. Einige wurden der E-Mail angehängt. Nachdem ich sie gelesen habe, bin ich unschlüssig, was ich von der Person halten soll, die mir die Forschungsarbeiten geschickt hat: Wollte mich da jemand warnen? Glaubt der Schreiber, dass ich die Studienergebnisse nicht verstehe? Oder hält er die Ergebnisse für ermutigend? Fakt ist: Einige der Studien beschreiben bloß, wie das Implantat im Körper funktioniert, in welche Richtungen es beweglich ist. Nur zwei der Studien untersuchen, wie es den Patienten nach der Operation geht.

Beide Studien kommen zu dem Ergebnis, dass viele der operierten Patienten weniger Schmerzen hatten als zuvor. Eine der Studien differenziert stärker. Die Autoren schreiben: 67 Prozent hatten weniger Rückenschmerzen. 33 Prozent aber hatten genauso viel wie zuvor oder sogar mehr als zuvor. 40 Prozent der Operierten konnten sich besser körperlich betätigen, 60 Prozent aber gleich gut oder schlechter. Nur die Hälfte der Patienten gab an, die OP habe geholfen. Wiederum die Hälfte sagte, ihre Lebensqualität habe sich nicht verbessert oder sogar verschlechtert. Dem gegenüber standen viele Komplikationen. Manche hingen nicht direkt mit dem Implantat zusammen: Die Patienten bekamen Infektionen oder eine Lungenembolie, litten nach der OP an Herzinsuffizienz oder postoperativem Delir. In einem Fall wurde die Dura Mater – die Haut, die das Rückenmark einhüllt – verletzt. Andere Probleme hingen direkt mit Dynesis zusammen. Die Schrauben lockerten sich, brachen oder waren falsch gesetzt. Manche Patienten hatten unkontrollierbare Schmerzen. Einer brauchte eine Morphium-Pumpe. Beide Studien rechneten aus, dass fast ein Fünftel aller Patienten erneut operiert werden musste. In einer Studie schrieben die Autoren (sinngemäß aus dem Englischen): »Die eher schlechten Ergebnisse sind dazu angetan, den aktuellen Enthusiasmus in Bezug auf diese Methode zu bremsen.«[39] Auch ich bin ernüchtert. Aber, so überlege ich, die Studien waren klein angelegt und nicht ganz neu. Vielleicht gibt es neuere Studien dazu, in denen mehr Patienten untersucht wurden?

Ich schreibe Stefan Sauerland vom IQWiG eine E-Mail. Zwei Tage später antwortet er. Er schreibt, die Studienlage zu Dynesis im Speziellen und zu anderen Implantaten zum Zweck der dynamischen Stabilisierung im Allgemeinen sei dünn. Der Nutzen für den Patienten sei offenkundig nicht belegt, »sodass man sich als Patient kritisch fragen muss, ob man einen solchermaßen invasiven Eingriff riskiert«.

Und da war sie wieder, diese Frage von Johann: Warum um Himmels willen werden Operationen, deren Nutzen überhaupt nicht klar ist, von den Krankenkassen bezahlt?

Ich rufe bei einer Krankenkasse an, die sich in den letzten Jahren immer wieder vehement gegen unnötige Rückenoperationen ausgesprochen hat: die Techniker Krankenkasse. Der Pressesprecher sagt, das sei eine sehr komplexe Frage. Er müsse sich erst informieren, wer mir das beantworten könne. Einigermaßen verblüfft lege ich auf. Zwei Stunden später meldet sich ein Herr, der es zwar ganz genau auch nicht weiß. Immerhin erklärt er mir aber ein gesetzlich verankertes Prinzip, das die Medizin in Deutschland in zwei Welten teilt: In der ambulanten Medizin – also bei Hausärzten und anderen niedergelassenen Ärzten – gilt der Erlaubnisvorbehalt. Das heißt: Eine Behandlungsmethode wird nur dann bezahlt, wenn der sogenannte Gemeinsame Bundesausschuss (G-BA) sie ausdrücklich erlaubt hat. Dann wird sie in den »Leistungskatalog« der Krankenkassen aufgenommen.

Der unscheinbare Name des Gemeinsamen Bundesausschusses täuscht über seine entscheidende Rolle im deutschen Gesundheitssystem und für jeden gesetzlich versicherten Patienten hinweg. Im G-BA sitzen regelmäßig alle wichtigen Parteien des Gesundheitswesens: einerseits diejenigen, die für gesetzlich Versicherte Leistungen erbringen, also Vertreter der

Krankenhäuser, der Ärzte, Zahnärzte und Psychotherapeuten. Andererseits diejenigen, die diese Leistungen bezahlen, also: die gesetzlichen Krankenkassen, vertreten durch den Spitzenverband der Krankenkassen (GKV). Der G-BA, so sagen viele, ist mindestens ebenso mächtig wie das Bundesministerium für Gesundheit. Denn diese Institution füllt den Rahmen der Gesetze, die das Bundesministerium für Gesundheit erlässt. So legt der G-BA eben auch fest, welche Leistungen von gesetzlichen Krankenkassen übernommen werden. Für den ambulanten Bereich gilt hier: Bevor neue Methoden in den Leistungskatalog aufgenommen werden, muss es wissenschaftlich bewiesen sein, dass diese Methoden tatsächlich einen Nutzen für den Patienten haben. Was absolut selbstverständlich klingt, gilt im Krankenhaus nicht. Hier befinden sich alle Beteiligten auf einem vollkommen anderen Planeten. Im Krankenhaus gilt nicht der Erlaubnisvorbehalt, sondern der Verbotsvorbehalt. »Also: Alles, was nicht verboten ist, ist erlaubt und wird bezahlt«, sagt der Pressemann von der Techniker Krankenkasse.

»Ohne dass der Nutzen bewiesen ist?«, frage ich ungläubig.

»Ohne dass der Nutzen bewiesen ist«, bestätigt mir Wochen später Mechthild Schmedders. Sie leitet das Referat Qualitätssicherung beim Spitzenverband der gesetzlichen Krankenkassen (GKV). »Es werden Technologien in der Routineversorgung eingesetzt, die nicht immer ausgereift sind, die sogar oft noch als experimentell anzusehen sind. Das heißt, das Nutzen- und Schadenspotenzial ist nicht bekannt.« Sie nennt ein Beispiel: TAVI.

TAVI ist die Abkürzung für den englischen Begriff »Transcatheter Aortic Valve Implementation«, eine künstliche Herzklappe, die durch die Leistenarterie oder durch einen Schnitt zwischen den Rippen über die Herzspitze ins Herz gebracht wird. Die Vorteile erscheinen zunächst überwältigend: Es ist keine offene OP mehr nötig. Das Brustbein muss nicht gespalten werden, damit der Operateur an das Herz kommt. Das Herz wird nicht »angehalten« beim Einsatz von TAVI. Die Herz-Lungen-Maschine braucht es nicht.

2002 wurde die Methode erstmals in Frankreich an einem 57-jährigen Mann ausprobiert. Seine Aortenklappe funktionierte nicht mehr, sie war stark verengt. Mediziner sprechen in diesem Fall von einer »Aortenklappenstenose«. Der Mann brauchte dringend Ersatz. Doch er war so schwer krank, dass vier Krankenhäuser seine OP ablehnten: Der Patient hätte eine offene Operation wahrscheinlich nicht überlebt. Schließlich kam er zu Alain Cribier, Direktor der Kardiologie am Charles Nicolle Krankenhaus in Rouen. Cribier war schon seit Jahren dabei, eine Herzklappe zu entwickeln, die man durch eine Arterie zum Herzen schieben konnte. Er hatte bereits mehr als 100 Tierversuche gemacht. Der Einsatz beim Menschen aber war neu – und gelang. Eine vielversprechende, für viele Patienten möglicherweise lebensrettende neue Technik war erfunden und schrieb Schlagzeilen. Ein Interview mit dem Patienten ging um die Welt. Er antwortete gut gelaunt auf die Fragen des Reporters, während ihm die Krankenschwester Feldsalat mit Roter Beete anrichtete.

Die aufregende Neuigkeit verbreitete sich unter den Medizinern. Ärzte und Klinikleiter waren hochinteressiert: Hightech birgt oft die Chance, Patienten zu helfen, denen man bislang nichts anbieten konnte. Und ganz sicher auch die Möglichkeit, das Renommee der Klinik auszubauen und neue Geschäftsfelder zu erschließen. In den USA begann die Firma Edwards Lifesciences mit der Weiterentwicklung von Alain Cribiers Klappe. Ein zweiter amerikanischer Hersteller, Medtronic, zog nach. Erste kleinere Studien wurden gemacht, sogenannte »Fallserien«. Das bedeutet, dass bei einigen Patienten genau dokumentiert wird, wie gut der Einsatz der Klappe gelungen ist und welche Komplikationen es bei der Operation und danach gegeben hat. Das sind wertvolle Aufzeichnungen vom Start einer neuen Technik. Sie zeigen, ob das Konzept hinter der Methode aufgeht.

Sie können aber nicht zeigen, ob die Technik wirklich besser ist als andere Behandlungen oder wenigstens gleich gut. Dafür müsste man die Technik in der Studie mit einer anderen Behandlung vergleichen.

Das wird leicht verständlich, wenn man diese Problematik in einen Bereich des Alltags überträgt: Angenommen, ein Trainer hat einen neuen Läufer entdeckt. Das große neue Sprinttalent! Um das zu demonstrieren, kann er den Läufer allein starten lassen. Experten können dann sicher schon eine Menge zu seinen Vorzügen sagen. Wenn man aber wirklich wissen will, ob er bei Olympia Gold holen kann, wird man ihn wohl gegen andere Läufer antreten lassen müssen. Oder ihn zumindest an den Bestzeiten anderer Läufer messen müssen.

Ein solcher Test, in dem sich TAVI gegen andere Methoden beweisen musste, wurde in den USA im Jahr 2007 vorbereitet. Die nationale Lebensmittel- und Arznei-Kontrollbehörde FDA verlangt solche Studien, bevor ein neues Hochrisiko-Produkt zugelassen werden kann. Über 1000 Patienten wurden rekrutiert. Dann untersuchte eine Gruppe von Ärzten in jahrelanger Arbeit an vielen verschiedenen Krankenhäusern, was besser ist: TAVI oder Medikamente? TAVI oder die offene OP?

2010 stellte sich heraus, dass TAVI bei inoperablen Patienten den Medikamenten überlegen war. 2011 erteilte die FDA die Zulassung: für inoperable Patienten, denen man sonst nur Medikamente hätte geben können. Im weiteren Verlauf zeigte die Studie, dass TAVI der offenen OP ebenbürtig war, zumindest bei Patienten, die so krank waren, dass eine offene OP für sie ein ernsthaftes Risiko darstellte. Von einem Einsatz bei recht gesunden Patienten rieten die Autoren der Studie hingegen ab. Genauso wie die deutsche Gesellschaft für Kardiologie. Und das mit gutem Grund: Die Rate schwerer Schlaganfälle ist bei den TAVI-Operierten deutlich höher als bei Patienten, die offen operiert werden. Es passiert auch häufiger, dass die Klappen nicht richtig sitzen und undicht sind – was lebensgefährlich sein kann. Und: Häufiger als bei der offenen OP muss zusätzlich zur Klappe ein Herzschrittmacher eingesetzt werden.

Die FDA erteilte dementsprechend 2012 die Zulassung nur für Patienten, für die eine offene OP zu risikoreich war. »Zu diesem Zeitpunkt«, sagt Mechtild Schmedders, »wurde TAVI in Deutschland schon seit über fünf Jahren flächendeckend eingesetzt, in jeder Klinik, die wollte, bei insgesamt 25 000 Patienten.« Viele dieser Patienten, sagt Mechtild Schmedders, hätten wahrscheinlich auch offen operiert werden können. Das heißt: Man hat die Patienten unnötigerweise einem höheren Risiko ausgesetzt. Man hat ihnen eine neue OP-Methode angedeihen lassen, die in den ersten Jahren auf dünnen Studienergebnissen beruhte. »Das war eine Technik im experimentellen Stadium«, sagt Schmedders.

Man könnte auch sagen: Die Patienten waren Versuchspersonen. In den meisten Fällen wahrscheinlich, ohne dass sie darüber hinreichend aufgeklärt wurden. Ohne Versicherung gegen Folgeschäden. Aber warum, frage ich, bezahlen die Kassen denn Methoden, die experimentell sind und von denen keiner weiß, ob sie halten, was sie versprechen? »Verbotsvorbehalt«, erinnert mich Mechtild Schmedders. »Was nicht verboten ist, ist erlaubt.« Und warum verbieten die Kassen das dann nicht? »Weil wir bei der Einführung neuer Verfahren gar nicht gefragt werden.« – »Aber wer wird denn gefragt?« – »Meistens niemand«, sagt Schmedders. Sie erklärt: Zwei Wege gebe es für neue Methoden und neue Produkte in deutsche Krankenhäuser. Am Rande dieser Wege, das habe ich am Ende des Telefonats begriffen, sind die gesetzlichen Krankenkassen oder staatlichen Kontrollbehörden bestenfalls Zaungäste.

Der erste Weg ist der schnellere: Gibt es ein neues Medizinprodukt auf dem Markt, sagen wir ein künstliches Kniegelenk, das eine Klinik gern einsetzen möchte, dann kann diese Klinik das tatsächlich sofort tun. Die Verantwortlichen müssen nur Folgendes durchrechnen: Ist es finanziell tragbar, dieses neue

Kniegelenk mit der vorhandenen Fallpauschale für den Einsatz von Kniegelenken einzubauen, oder zahlen sie dabei drauf? Wenn die bereits vorhandene Fallpauschale ausreicht, kauft die Klinik das Implantat und setzt es ein. Keine Kontrollbehörde ist dazwischengeschaltet. Egal, wie neu die Technik ist. Egal, ob sie zuvor an 5000 oder nur 50 Patienten getestet wurde. Weil das neue Produkt mit einer »alten« Fallpauschale abgerechnet wird, bleibt es im Gesundheitssystem lange unsichtbar. Es hat quasi eine Tarnkappe auf. Egal ob BfArM, IQWiG oder gesetzliche Krankenkassen: Niemand bekommt mit, dass etwas Neues in den Kliniken eingebaut wird. »Wir sehen es einfach nicht«, erzählte mir Mechthild Schmedders.

Der zweite Weg entzieht sich ebenfalls jeglicher Kontrolle, ist aber wenigstens sichtbar: Stellt ein Krankenhaus fest, dass die vorhandene Fallpauschale nicht ausreicht, um das neue Produkt zu kaufen und einzusetzen, muss es beim Institut für das Entgeltsystem im Krankenhaus (InEK) beantragen, dass es das teurere Produkt bezahlt bekommt. So auch im Fall von TAVI. Die neue Technik kostet mit rund 34 000 Euro mehr als doppelt so viel wie die herkömmliche, chirurgische Variante mit Säge und Herz-Lungen-Maschine. »Das InEK«, sagt Mechtild Schmedders, »schaut nicht danach, welchen Nutzen die neue Methode hat. Die Aufgabe des InEK ist es zu prüfen: Kann man die neue Technik mit den vorhandenen Fallpauschalen kostendeckend abrechnen? Ist das nicht der Fall, darf die Klinik mit den Krankenkassen über ein Zusatzentgelt verhandeln.« Dieses Prozedere gehe in der Regel schnell. »Oft bereiten die Hersteller schon die Antragsformulare für die Kliniken vor, die diese dann an das InEK schicken.«

Auf diesen beiden Wegen gelangen jedes Jahr neue Medizinprodukte in unsere Krankenhäuser, die irgendwo in Europa ihr CE-Zeichen bekommen haben. So wie auch das Dynesis-Implantat, das Johann Linden eingesetzt wurde. Viele dieser Produkte etablieren sich. Sie bekommen ihre eigene Fallpauschale und finden – ohne ihren Nutzen bewiesen zu haben – ihren Platz im

System.»Aber jetzt könnten Sie die zweifelhaften Methoden doch verbieten«, sage ich.»Theoretisch schon«, sagt Mechtild Schmedders.»Praktisch ist das nicht so leicht.«»Sehr schwierig«, sagt auch Stefan Sauerland vom IQWiG. Eine Wissenschaftlerin vom Medizinischen Dienst der Krankenversicherungen wird deutlicher, will dafür aber nicht genannt werden:»Was einmal drin ist im System, bekommen Sie kaum wieder raus.« Zunächst einmal, so erklären alle drei, mache die Tarnkappenmethode Schwierigkeiten: Viele neue Verfahren und Produkte bleiben lange unentdeckt.

»Andere fallen irgendwann durchaus auf«, sagt Stefan Sauerland. Nämlich dann, wenn sie viel eingesetzt werden, also für die Kassen teuer werden. Oder weil sich die Schäden und Klagen häufen. Oder weil Zweifel laut werden, weil eine große – meist englische oder amerikanische – Studie veröffentlicht wird, die das Produkt oder die Methode in kein gutes Licht rückt. Die Kassen können im Gemeinsamen Bundesausschuss einen Antrag stellen, wenn sie eine ihrer Meinung nach zweifelhafte Methode nicht mehr bezahlen wollen. Bevor eine solche Methode aber verboten werden kann, muss der G-BA die Methode begutachten lassen. Das macht das IQWiG. Wenn es sich um eine OP-Methode oder ein Medizinprodukt handelt, ist das Team von Stefan Sauerland zuständig.»Wir suchen dann nach Studien zu dieser Methode und werten sie aus. Gibt es keine, muss der G-BA selbst eine Studie in Auftrag geben.« Das sei natürlich gut, sagt Sauerland. Dann werde die Wissenslücke geschlossen.

Weniger gut ist, dass Verbotsanträge und Studien erst dann angestrengt werden, wenn die problematischen Methoden längst massenhaft angewendet worden sind und schon großen Schaden angerichtet haben. Weniger gut ist auch: Das Verfahren ist vollkommen unsystematisch.»Es gibt etwa eine Handvoll Anträge pro Jahr«, sagt Stefan Sauerland. Die Verbotsanträge seien aufwendig, eine größere Anzahl könne der G-BA gar nicht gleichzeitig behandeln. Ein Vertreter vom GKV-Spitzenverband, der mit im G-BA sitzt, sagt mir: »Es gilt die inoffizielle Regel, dass erst dann ein neuer Verbotsantrag angenommen wird, wenn ein altes Verfahren abgeschlossen ist. Das bedeutet, die Kassen sind sehr limitiert darin, Verbotsanträge zu stellen.« Auch das Geld für eigene Studien, über das der G-BA verfüge, sei begrenzt. Mehr als fünf Studien gleichzeitig seien kaum finanzierbar.

Und dann diese Verschleppung, sagt der Mann. Da möchte man schon manchmal in die Tischkante beißen. »Wer verschleppt denn?«, frage ich. »Ach je«, sagt er, »kommt drauf an. Da sitzen ja Vertreter aller wichtigen Akteure unseres Gesundheitssystems: Also von denen, die die Leistungen erbringen, das sind die Ärzte und die Krankenhäuser. Und von denen, die die Leistungen bezahlen, den Krankenkassen, die wir vertreten, der Spitzenverband. Patienten sitzen da auch, aber die haben kein Stimmrecht. Geht es zum Beispiel darum, etwas aus dem Bereich der Krankenhäuser auszuschließen, verschleppt die Deutsche Krankenhausgesellschaft. Die wollen natürlich nicht, dass ihnen irgendwas weggenommen wird, was sie gut abrechnen können.« Das sei überhaupt ein Grundproblem in unserem Gesundheitssystem, erklärt er, dass sinnvolle Sachen oft nicht durchgesetzt werden könnten, weil es immer eine Partei gebe, die fürchte, zu Recht natürlich, dass ihr etwas weggenommen werde.

»Aber es geht doch um Patientensicherheit«, werfe ich ein. »Ach je«, sagt der Mann milde. »Aber auch die Verantwortlichen können doch morgen Patienten sein«, beharre ich. »Ich denke«, antwortet er, »die Leute, die ihr Leben lang im Krankenhaus gearbeitet haben, selbst Ärzte sind oder gute Kontakte zu Ärzten haben, die können sich selbst schützen. Die machen im Zweifel lieber einen großen Bogen um unklare Behandlungsmethoden. Die können ja auch selbst nach Studien suchen und sich ein Bild machen.« Das erinnert mich an einen – sehr – hochrangigen Ärztelobbyisten in Deutschland, der mir einmal sagte: »Wissen Sie, solange ich lebe, brauche ich mir um mich und meine Familie keine Sorgen machen. Für die anderen Patienten tut es mir leid.«

»Drei bis vier Jahre dauert es in der Regel, bis so ein Verbotsverfahren beendet ist«, nimmt der GKV-Mann den Faden wieder auf. Und währenddessen, erklärt er, würden die Patienten weiter mit den fraglichen Methoden behandelt. Manchmal Hunderte, öfter Tausende oder Zehntausende von Menschen, die nichts von den Zweifeln wüssten, die ihrer Behandlung anhafteten.

Erschwert wurden die Verbotsverfahren noch durch eine unscheinbare Neuregelung im Gesetz. Mechthild Schmedders sagt: »Kleine Änderung, große Wirkung.« Sie erklärt: Vor der Änderung konnte der G-BA Behandlungen verbieten, wenn sich keine Studien finden ließen, die den Nutzen der Behandlungen belegen konnten. Das ist weltweit das wissenschaftlich übliche Vorgehen. »Das führte dazu, dass wir wirklich manchmal Methoden oder Produkte verbieten konnten«, sagt sie. Und das war offenbar nicht gewollt. Ein Paragraf im Sozialgesetzbuch V wurde geändert. Wenn der G-BA heute irgendeine medizinische Leistung verbieten will, müssen die Studien beweisen, dass diese Leistung *keinen* Nutzen hat.

Dieser scheinbar kleine Unterschied hat ein großes wissenschaftliches Dilemma ausgelöst: »Es ist so gut wie unmöglich, zu beweisen, dass etwas keinen Nutzen hat«, sagt Stefan Sauerland. »Viele Produkte oder Methoden haben in irgendeinem Fall irgendeinen Nutzen, sei er auch noch so klein.« Darüber hinaus sei es seiner Meinung nach moralisch problematisch, Patienten für solche Studien zu gewinnen. »Was sagen Sie denen? Wir würden Sie gern für eine Studie gewinnen, die beweisen soll, dass diese Methode keinen Nutzen hat? Charmant.« Als ich wissen will, was denn der Hintergrund der Gesetzesänderung war, sagt er vorsichtig: »Zunächst einmal wollen wir in Deutschland innovativ sein. Schneller als andere darin, neue Behandlungsmethoden zu den Patienten zu bringen.«

Das klingt erst einmal gut, bis man Stefan Sauerland nach Beispielen fragt, wo das nach hinten losgegangen ist. »Na ja, ROBODOC zum Beispiel.«

Die Geschichte zu diesem elektronischen Chirurgen kann man leicht nachlesen: ROBODOC war ein scheinbar genialer Operationsroboter, der die Löcher für Hüftprothesen viel genauer in den Knochen bohren sollte als jeder Chirurg. Dieses Konzept überwältigte so manchen Arzt in Deutschland. Während die neue Maschine in ihrem Heimatland, den USA, keine Zulassung erhielt, wurde sie in Deutschland eifrig eingesetzt. Doch der umgebaute Industrieroboter verletzte häufig Sehnen und Muskeln. Viele Patienten sind bis heute dauerhaft geschädigt. Inzwischen werden die Geräte nicht mehr benutzt.

Die Veränderung im Sozialgesetzbuch mache es nun noch schwieriger, die ROBODOCs unter den neuen Methoden auszusortieren, so Sauerland. Die Informantin vom Medizinischen Dienst der Krankenversicherungen (MDK) sagt, man könne ja mal schauen, wer zu der Zeit regiert habe, als die Gesetzesänderung durchgesetzt wurde. – Das war 2012 die CDU gemeinsam mit der FDP, die damals auch den Gesundheitsminister stellte. Im Parteiprogramm der FDP stand ein Satz, der es an Offenheit nicht fehlen ließ: »Die Gesundheitswirtschaft ist nach wie vor ein Wachstumsmarkt, der aber durch zahlreiche Regularien eingedämmt wird.« Es sei ja bekannt, sagt die Insiderin, dass die FDP eine große Nähe zur Deutschen Krankenhausgesellschaft und ganz besonders zur Medizinprodukte-Industrie habe. Die wiederum habe in Deutschland eine starke Lobby, denn die Wirtschaftsleistung der Branche sei beeindruckend.

Das ist in der Tat der Fall. Auf der Website des Interessenverbandes BVMed sind die aktuellen Zahlen aufgeführt: Deutsche Medizintechnik-Unternehmen setzten 2013 fast 23 Milliarden Euro um. Damit ist Deutschland der mit Abstand produktivste Standort Europas. Selbst weltweit nehmen die Deutschen auf diesem Gebiet eine Spitzenposition ein: Sie rangieren hinter den USA und knapp hinter Japan auf Platz drei. Jeder Versuch, es den Medizinprodukten auf dem deutschen Markt ein bisschen schwerer zu machen und damit die Sicherheit der Patienten zu erhöhen, wird mit abenteuerlichen Begründungen torpediert. Die MDK-Insiderin erzählt:»Ich war mal zusammen mit Vertretern der Medizinprodukte-Industrie im Gesundheitsministerium eingeladen. Die haben mir gesagt: ›Wissen Sie, unsere Innovationen kommen so schnell, da lohnen sich gar keine Studien. Wenn die fertig sind, gibt es schon ein neues Produkt.‹ Und: ›Sie spielen mit Menschenleben, wenn die Zertifizierung von Medizinprodukten länger dauert.‹ Dabei geht es meistens gar nicht um Produkte, die Leben retten. Es gibt ja fast immer besser erforschte Alternativen auf dem Markt.« Gesundheitspolitik ist in Deutschland Wirtschaftspolitik. So wenig Sie das glauben wollen, wenn Sie krank beim Arzt sitzen und ratlos nach der besten Therapie suchen. Ein Blick auf die Website des Bundesgesundheitsministeriums schafft Klarheit: Sie können dort in aller Deutlichkeit die Prioritäten dieser Behörde nachlesen. Unter»Gesundheitssystem« erfahren Sie nicht etwa, wie unser System aufgebaut ist und was es für die Kranken leistet. Sie können dort lesen:

»Die deutsche Gesundheitswirtschaft hat eine erhebliche ökonomische Bedeutung für den Standort Deutschland. Die Gesundheitsausgaben beliefen sich im Jahr 2012 auf rund 300 Mrd. Euro – das entspricht 3740 Euro je Einwohner und einem Anteil von 11,3 v. H. am Bruttoinlandsprodukt ... Die Gesundheitswirtschaft ist eine Wachstumsbranche auf Expansionskurs. Die Bruttowertschöpfung der Gesundheitsbranche ist im Zeitraum von 2007 bis 2012 jährlich im Schnitt um 3,7 Prozent gestiegen – deutlich schneller als die Gesamtwirtschaft mit 2,3 Prozent Wachstum.«

In einer »Wachstumsbranche« aber sind Ärzte keine Heiler mehr, sondern Verkäufer. Die Patienten dagegen bleiben Kranke, oft ohne Hilfe und Kraft. Vor allem aber: ohne objektive Informationen zu dem Produkt, das ihnen angeboten wird. Und ohne Informationen über den Anbieter. In jedem anderen Bereich der Wirtschaft wäre das undenkbar.

15.
Ausgeliefert

Folgende Behauptung habe ich in den letzten Jahren häufig gehört: Jeder Mensch informiert sich über Wochen oder Monate, bevor er ein Auto oder ein Haus kauft. Patienten aber sind faul. Ausgerechnet wenn es um ihre Gesundheit geht, nehmen sie das erstbeste Angebot. Das klingt griffig, stimmt aber mit meinen Erfahrungen nicht überein. Viele Patienten versuchen durchaus, sich zu informieren. Aber zum einen sind ihnen die Kriterien unklar, die sie vergleichen sollten. Zum anderen gibt es keine aussagekräftigen, unabhängigen Informationsquellen. Es gibt keine medizinische Stiftung Warentest, die verständliche Informationen und Qualitätsvergleiche zu Produkten, Ärzten und Kliniken herausgibt.

Als ich Paul Brandenburg zum zweiten Mal treffe, erzähle ich ihm von den Patienten, die mir ihre Geschichten anvertraut haben, von Karl Seiters und Johann Linden, die sich bis heute mit Selbstvorwürfen und den immer gleichen Fragen quälen: Wo habe ich nicht aufgepasst? Was habe ich überlesen? Warum habe ich mich für diesen Arzt entschieden, für dieses Krankenhaus? Warum war ich so dumm, so naiv, auf ein Verkaufsgespräch reinzufallen? Paul Brandenburg sagt, die Vorwürfe seien unnötig. Ein Patient könne gar nicht durchblicken in diesem System. Er zitiert einen Satz, den er von einem seiner ehemaligen Chefs oft gehört habe: »Ein Patient, der nicht zustimmt, ist falsch aufgeklärt.« Ein zynischer Satz, der die Utopie vom mündigen Patienten unter sich begräbt. Er besagt, dass man Patienten alles erzählen kann.

»Mei«, sagt Johann Linden, »ich hab schon versucht, mich zu informieren. Muss man ja. Man will ja wissen, was einem eingebaut wird.« Er greift in sein Regal im Wohnzimmer. Neben einigen Ratgebern für Schmerzpatienten stehen zwei dicke Aktenordner. Er hievt sie herunter und legt sie vor mich auf den Tisch. Eine der Akten enthält seine Arztbriefe, Röntgenbilder und Krankenhausunterlagen. Die andere besteht aus sorgfältig ausgeschnittenen Zeitungsartikeln und langen Textdokumenten. Alles sauber abgeheftet. Fleißarbeit. Ich blättere langsam durch die gut zehn Zentimeter Papier. Die meisten Texte beschäftigen sich mit der Bandscheibenvollprothese – dem Implantat, das Johann Linden zunächst angeboten worden war. Die Seiten sind voller bunter Grafiken, auf denen der Sitz der Prothese in der Wirbelsäule dargestellt ist. Patienten strahlen erleichtert ihren Arzt an, Männer werfen ihre Kinder in die Luft und fangen sie glücklich und mühelos auf.

Wochen, sagt Johann, habe er sich mit der Bandscheibenprothese beschäftigt. Gesucht habe er hauptsächlich im Internet. »Anfangs«, erzählt er, »habe ich versucht, auch negative Sachen zu finden. Aber es gab nichts, oder ich habe falsch gesucht. Jeder Arzt macht bloß seine eigene Werbung. Weltweit, auf Englisch, auf Chinesisch. Und jeder ist der Beste, und jeder hat schon, was weiß ich, über 4000 Bandscheibenprothesen eingebaut. Und Erfolgsquote 98 Prozent, wo man irgendwann denkt: Ja, Wahnsinn, das muss ja klappen.« Objektive Informationen habe er vergeblich gesucht.

Das ist auch kein Wunder. Denn die gibt es nicht in deutscher Sprache. »Zumindest nicht allgemeinverständlich«, sagt der Versorgungsforscher Edmund Neugebauer. Als ich ihn zum ersten Mal spreche, ist das sein großes Thema. »Ich verstehe es nicht«, sagt er. »Alle reden vom mündigen Patienten. Der Patient soll über sich mitentscheiden. Aber wie soll er das, wenn er keine vernünftigen Informationen bekommt?« Neugebauer arbeitet seit Jahren daran, dass sich das ändert. Er träumt von einer Praxis, wie sie zum Teil in den USA herrscht. »Zum Beispiel am Dartmouth Hitchcock Medical Center. Da können Patienten Videos ausleihen zu ihren Krankheiten, in denen die verschiedenen Therapiemöglichkeiten erklärt werden.« Auch die Website des Dartmouth Hitchcock ist aufschlussreich.[40] Zu vielen Diagnoseverfahren und Behandlungen gibt es dort ausführliche Entscheidungshilfen. Vor- und Nachteile von Medikamenten und Operationen werden abgewogen. In Fragebögen wird abgefragt, was den Patienten Sorgen bereitet und was ihnen persönlich besonders wichtig ist: Wiegt das OP-Risiko schwerer oder beunruhigen den Kranken eher die möglichen Probleme, die sich daraus ergeben könnten, dass man noch abwartet? Häufig helfen Zahlen aus großen Studien weiter. So zum Beispiel beim Bandscheibenvorfall: Nach einem Jahr, so erklären die Autoren, geht es Operierten und Nicht-Operierten gleich gut. Das Ergebnis dieser Entscheidungshilfen ist eindeutig: 40 Prozent der Patienten, die sich so umfassend informiert haben, entscheiden sich für Therapien, die weniger invasiv sind und weniger risikoreich.

Johann Linden besaß solche Informationen nicht. Schon zur Bandscheibenprothese, das ist ihm heute klar, hat er hauptsächlich Werbung gelesen. Er hatte aber wenigstens das Gefühl, zu wissen, worauf er sich einließ. Als er einen Tag vor der OP ins Krankenhaus kam und erfuhr, dass ihm eine ganz andere OP-Methode und ein ganz anderes Implantat helfen sollten, beschlich ihn ein ungutes Gefühl. Er hatte noch nie etwas von dieser »dynamischen Stabilisierung« gehört, die nun in dem Aufklärungsbogen stand, den er unsicher in der Hand hielt. Er nahm den Bogen mit auf sein Zimmer. Er fühlte sich überfahren von dem Ärzteteam. »Aber ich habe keinen Ausweg mehr gesehen. Also habe ich gedacht, ich lass das machen.«

Während ich meinen zweiten Tag zur Recherche in einem westdeutschen Operationstrakt verbringe, kann ich mir anschauen, was eine große Rückenoperation bedeutet. Zwei Schwestern rollen Wagen in den Saal, die jeweils mehrere sterile Boxen mit Instrumenten tragen. Die Werkzeuge und Schrauben in allen Größen füllen vier Tische. Ein mobiles Röntgengerät wird in den Saal gerollt. Der Chirurg wird später alle paar Minuten die Position von Wirbeln, Geräten und Implantaten prüfen. Der Patient wird hereingefahren. Er liegt auf dem Bauch und ist bis auf seine Wirbelsäule mit grünen Tüchern abgedeckt. An der Decke hängen Kabel. An eines wird ein Akkuschrauber angeschlossen. Ich wechsle einen Blick mit dem Kameramann. Wir stolpern innerlich beide über die Nähe dieser Hightech-Medizin zur Autowerkstatt. Aber: Wie sonst sollte man acht Zentimeter lange Schrauben in einen Wirbel bekommen?

In dem Moment wird mir klar, dass das Leben des Patienten von dem Chirurgen abhängt. Ein paar Millimeter zu weit links oder zu weit rechts, und die Schraube verletzt einen Nerv, trifft das Rückenmark, bringt ihn in den Rollstuhl. Ich sehe zu dem Chirurgen, an dem diese Verantwortung hängt. Wie geht er mit dem Druck um? Ist er ausgeschlafen? Seine Hände, zittern die? Nein, das tun sie nicht. Der Mann wirkt ruhig und konzentriert. Aber ist er auch gut? Stimmen seine Arbeitsbedingungen? Hat die Klinik ihm ein kompetentes Team zur Seite gestellt? Sind die Komplikationsraten der Abteilung niedrig oder hoch? Mir fällt eine Antwort darauf ein, die mir Monate zuvor Michael Porter gegeben hatte, mein amerikanischer Interviewpartner von der Harvard Business School: »Nobody knows.« Niemand weiß das. Ich erinnere mich genau an diesen Moment im Interview, weil ich diese Antwort Jahre zuvor schon einmal gehört hatte. Damals ging es um die Hygienequalität in deutschen Krankenhäusern. Woher weiß ein Patient, in welcher Klinik es häufig zu Infektionen kommt? Professor Alexander Friedrich, Facharzt für Mikrobiologie, sagte damals: »Der Patient weiß es nicht. Er kann nur beten und hoffen, dass er in eine Klinik kommt, in der das Infektionsrisiko einigermaßen akzeptabel ist.«

Für die Operationen gilt das Gleiche. Michael Porter fasste das Dilemma prägnant zusammen: »Der Patient in Deutschland hat keine Chance, den Arzt zu finden, der am besten seine Krankheit behandeln kann. Es gibt keine Informationen dazu, welches Krankenhaus bei welchen Problemen die besten Ergebnisse erzielt. Niemand weiß es. Nicht mal die Ärzte wissen es. Einfach weil es keine objektiven Daten dazu gibt.« Ich fand diese Aussage damals erschreckend. Erst viel später wurde mir klar, dass es tatsächlich noch schlimmer ist: Als ich entdeckte, dass es die »objektiven Daten«, von denen Porter sprach, durchaus gibt. Und dass es sie in noch viel größerem Umfang geben könnte. Wenn auch in bescheidenem Umfang. Kaum ein anderes Land schöpft aus seinem Gesundheitssystem so viele Daten ab wie Deutschland. Es wird aber wenig damit gemacht. Die Daten werden weggeschlossen. Kaum jemand hat Zugang zu ihnen. Es wäre falsch, zu behaupten, dass diese Informationen behandelt würden wie ein Staatsgeheimnis. Sie *sind* ein Staatsgeheimnis. Eine wirksame Kontrolle durch Wissenschaftler oder Journalisten findet nicht statt. Abgesehen von spärlichen Ausnahmen, auf die ich später noch ausführlicher zurückkomme, wird nur veröffentlicht, was keinem wehtut. Das hat Gründe.

Meine Nachforschungen beginnen zunächst simpel: Eine Freundin braucht ein neues Hüftgelenk. Ich verspreche, mich zu erkundigen. Kurz darauf fällt mir ein kleiner Artikel im *Spiegel* auf. Die Boston Consulting Group, so lese ich, kommt nach Auswertung öffentlicher Daten zu folgendem Ergebnis: Patienten, die sich in den schlechtesten deutschen Kliniken eine Hüfte einbauen lassen, haben ein *zwanzigfach höheres Risiko*, wegen Komplikationen erneut im OP zu landen, als die Patienten, die in den besten Häusern operiert werden. Diese Information ist interessant, aber wertlos, solange ich nicht weiß, welches denn die besten und schlechtesten Kliniken sind. Ich rufe die Boston Consulting Group an – die mir diese Frage nicht beantworten kann. Als ich wissen will, auf welchen Daten die Untersuchung beruhe, heißt es lapidar: »AQUA.« Mehr weiß die Dame aus der Kommunikationsabteilung nicht. AQUA – das bereits erwähnte Institut für angewandte Qualitätsförderung und Forschung im

Gesundheitswesen – ist unter anderem zuständig für die Qualitätssicherung unserer Krankenhäuser. Für die *externe* Qualitätssicherung, wie es korrekt heißt. Der Pressesprecher vom AQUA-Institut sagt, die Boston Consulting habe die Qualitätsergebnisse den Qualitätsberichten der Krankenhäuser entnommen. Die beruhen auf den AQUA-Daten und sind öffentlich.

Die Qualitätsberichte findet man – oft nach langem Suchen – auf den Webseiten der einzelnen Krankenhäuser oder schön gesammelt beim Gemeinsamen Bundesausschuss.[41] Die Berichte haben je nach Klinikgröße zwischen 250 und 1000 Seiten. Ich stelle schnell fest: Auf diesem Weg einen Überblick über mehrere Häuser zu bekommen ist mühselig und kostet viel Zeit. Etwas leichter macht es mir die »Weiße Liste«, in der ich mehrere Kliniken in Bezug auf ausgewählte Aspekte vergleichen kann.[42] Letztendlich aber ist die Fülle von Informationen so groß und die Qualitätsergebnisse sind so unverständlich, dass ich die Patienten gut verstehen kann, die abwinken und sagen, was soll's, wird schon gut gehen. Wie soll man inmitten dieser Datenfriedhöfe wertvolle Informationen finden? »Gar nicht«, sagt mir ein hochrangiger Ärztelobbyist und Chefarzt bei einem vertraulichen Gespräch: »Und das macht auch nichts. Diese Qualitätsberichte sind das Papier nicht wert, auf dem sie geschrieben werden.« Als ich kontere, dass dafür aber eine Menge Mühe, Zeit und Geld drinstecke, sagt er trocken: »Ich würde mich jedenfalls nicht nach diesen Werten richten, wenn ich ins Krankenhaus müsste. Und ich kenne auch keinen Arzt, der das macht.« Vage fügt er hinzu: So extern sei diese Qualitätssicherung ja nun nicht. Die Daten würden schließlich von den Krankenhäusern selbst erhoben. Das sei ja so, als würde sich ein Abiturient selbst die Prüfung abnehmen. Ins Detail geht er nicht.

In den nächsten Wochen aktiviere ich mein Netzwerk aus Insidern: Ich will genauer wissen, wie die Daten für die »externe« Qualitätsmessung von AQUA erhoben werden, deren Ergebnisse die Kliniken zum Teil in den Qualitätsberichten veröffentlichen müssen. Ein Chefarzt der Anästhesie bestätigt in seiner Aussage die des Ärztelobbyisten: Auf keinen Fall würde er sich an den Ergebnissen der Qualitätsberichte orientieren, wenn er oder seine Frau oder gar sein Sohn ins Krankenhaus müssten. Er sagt:»Manche Daten, die erhoben werden, beruhen auf Messungen, zum Beispiel Blutgaswerten beim Neugeborenen. Diese Daten sind relativ manipulationsfest. Viele andere Indikatoren sind aber total weich. Zum Beispiel, ob die Indikation zu einer Operation gegeben war oder nicht. Da wird das Blaue vom Himmel heruntergelogen. Es ist ein Mischmasch aus guten und nicht guten Daten, schwer durchschaubar.«

Eine Ärztin aus Berlin berichtet mir, sie habe Einblicke in zwei Kliniken, und dort würde einmal im Jahr ein »armer Tropf« abgestellt,»wenn es wieder auf den Abgabetermin des Qualitätsberichtes zugeht«. Der müsse dann mithilfe der Krankenakten die entsprechenden Qualitätssicherungsbögen, kurz »QS-Bögen«, ausfüllen. Mein Informant aus der EDV eines Krankenhauses in Nordrhein-Westfalen schreibt mir:»In unserem Informationssystem wird automatisch ein hellblaues ›Q‹ angezeigt, wenn die Kriterien … zur Ausfüllung eines QS-Bogens erfüllt sind. Ob das wirklich etwas mit Qualitätssicherung zu tun hat, möchte ich nicht wirklich beurteilen, da Diagnose, Therapie und meist auch der QS-Bogen von Kodierassisten(inn)en anhand der Krankenakte bearbeitet werden. Das läuft in den meisten Kliniken so.« Komplikationen würden in der Regel nicht erwähnt – es sei denn, dafür könne man etwas abrechnen. Ein QS-Bogen, in dem keine Komplikationen eingetragen seien, heiße im Kliniksprech »sauber«. Sauber ist natürlich gut. Und sauberer geht immer. Bei einem späteren Treffen erzählt mir der Mann, was passiert, wenn die Kodierassistentinnen in seiner Klinik die Qualitätsbögen fertig ausgefüllt haben.»Sie erstellen eine Statistik. Daraus geht dann hervor, wie gut die Klinik in den verschiedenen Bereichen abschneidet. Die Bögen gehen mitsamt der Statistik an die Chefärzte, die dann schauen, ob die

Ergebnisse okay sind. Wenn nicht, wird feinjustiert.« Was das denn heiße, will ich wissen. Der EDV-Mann sagt, na ja, die Bögen würden so lange verändert, bis auch die Statistik stimme. »Und in Härtefällen wird der EDV-Fuzzi gebeten, dass er bestimmte Datensätze in den Tiefen des Systems blockiert.« So könne auch schon mal ein Todesfall verschwinden. »Wie«, frage ich, »und AQUA findet das nicht?« Der Mann sieht mich an, als ob ich an den Nikolaus glaube.

Eine Internistin bestätigt die Aussage des EDV-Mannes und berichtet mir, in ihrer Klinik sei es ein offenes Geheimnis, dass sich die Klinikleitung gegebenenfalls einmische, wenn die Kreuzchen auf den QS-Bögen »an der falschen Stelle« stünden.

Als ich gemeinsam mit einem Kollegen überlege, die Daten der gesetzlichen Qualitätssicherung der besseren Übersicht halber von den Qualitätsberichten auf eine Deutschlandkarte zu übertragen und für Patienten online zu stellen, reagiert die wissenschaftliche Gemeinde der deutschen »Qualitätsmesser« entsetzt. Das könne man nicht machen, das sei unverantwortlich. – Unverantwortlich? Die Daten der gesetzlichen Qualitätssicherung, die ja auch in der »Weißen Liste« nachlesbar sind? Ich bin ratlos: Wie soll man denn dann die besten Krankenhäuser finden? Geht das überhaupt?

Ich treffe Professor Thomas Mansky am Abend nach einem Vortrag, den die TU Berlin organisiert hat. Mansky ist Mediziner und Informatiker. Ein großer, besonnen wirkender Mann, dunkler Anzug, dezente Brille. Nach der Veranstaltung ist er heiser. Zu viel geredet, sagt er. Nicht bei der Veranstaltung, aber vorher. Vier Stunden hintereinander Vorlesungen in seiner Fachabteilung der TU, die den sperrigen Namen »Strukturentwicklung und Qualitätsmanagement im Gesundheitswesen« trägt. Er will jetzt noch schnell irgendwo etwas essen. Mit langen Schritten läuft er durch das Viertel, das man als Epizentrum des Gesundheitssystems bezeichnen könnte: Bundesärztekammer, Deutsche Krankenhausgesellschaft, Kassenärztliche Bundesvereinigung und der G-BA haben sich hier in den letzten Jahren versammelt und hinter modernen Fassaden aus viel Glas und Beton verschanzt.

Thomas Mansky ist einer der Väter der Qualitätsmessung im deutschen Gesundheitssystem. Seit über 15 Jahren beschäftigt er sich damit, wie man die Behandlungsergebnisse von Krankenhäusern ermitteln und vergleichen kann. Als ich ihm erzähle, wie meine Krankenhaus-Informanten über die gesetzliche Qualitätssicherung sprechen, sagt er, dass tatsächlich viele Mediziner und auch Wissenschaftler die Daten kritisch betrachten. Da könne das AQUA-Institut gar nichts dafür. Das Kernproblem sei das »Selbstreporting«. Das heißt, es beurteilen ausgerechnet diejenigen die Qualität, die beurteilt werden sollen. Damit seien die Angaben anfällig für Manipulationen. Die Ergebnisse in den Qualitätsberichten werden schon allein dadurch verfälscht, so Thomas Mansky, dass die Kliniken nicht alle Fälle melden. Und dazu sind sie auch nicht verpflichtet: Bei den meisten Behandlungen müssen die Krankenhäuser nur für 95 Prozent der behandelten Patienten einen Qualitätssicherungsbogen ausfüllen und an AQUA schicken. Die 5 Prozent, die fehlen, werden nicht untersucht. In diesen 5 Prozent, das wird mir klar, können die Kliniken alles verstecken, was nach außen nicht gut aussieht. Also: Komplikationen und Todesfälle. Der Ehrliche ist in diesem Fall der Dumme, er sieht schlechter aus als derjenige, der völlig legal im Rahmen dieser 5 Prozent seine schwierigsten Fälle unter den Tisch fallen lässt. Zwei Forscher, so erzählt mir Thomas Mansky, hätten 2011 verglichen, wie viele Frühchen laut AQUA-Informationen im Krankenhaus sterben und wie viele es laut der amtlichen Sterbestatistik sind:[43] In den AQUA-Informationen fehlten 33 Prozent der verstorbenen Frühgeborenen.

Selbst die Grunddaten, die die Krankenhäuser in ihren Qualitätsberichten veröffentlichen, haben offenbar gravierende Mängel. Der Wissenschaftsjournalist Volker Stollorz hat sich vor

Kurzem die Zahlen zum medizinischen Spezialgebiet der Lebertransplantationen vorgenommen. Er wollte zunächst einfach wissen, welches Zentrum in Deutschland wie viele der Organverpflanzungen macht. Kein Hexenwerk, dachte er sich. Lebertransplantationen sind selten. Sie werden in Deutschland rund tausendmal im Jahr gemacht – von insgesamt 24 Kliniken. Er suchte sich die 24 entsprechenden Qualitätsberichte heraus, bastelte sich eine Excel-Tabelle und war sicher, in relativ kurzer Zeit einen guten Überblick zu haben.

Sein Optimismus ließ schnell nach. Er stellte fest, dass die Angaben in den Qualitätsberichten und in der »Weißen Liste« nicht übereinstimmten – obwohl die Zahlen der »Weißen Liste« ja auf den Qualitätsberichten beruhen. Stollorz wunderte das zunächst. Schließlich stellte er aber fest, dass manchmal schon innerhalb eines Qualitätsberichts widersprüchliche Zahlen abgedruckt waren: In dem Bericht der Uniklinik Leipzig fand er drei verschiedene Angaben dazu, wie viele Lebern im dortigen Zentrum im Jahr 2010 verpflanzt wurden: Mal waren es 63, mal 78, mal 98. In der »Weißen Liste« standen sogar nur 52. Diagnose: Datensalat. Wie es zu den Unterschieden gekommen war, konnte Volker Stollorz niemand genau erläutern.[44] Sein Fazit: Wie soll man der Erhebung von Millionen Daten vertrauen, wenn schon die Erfassung von 1000 Lebertransplantationen nicht reibungslos klappt?

Thomas Mansky und viele weitere deutsche Wissenschaftler plädieren deshalb schon seit Langem dafür, zusätzliche Daten für die Beurteilung der Krankenhausqualität heranzuziehen. Daten, die auch andere Staaten nutzen, zum Beispiel Großbritannien, die Niederlande, die Schweiz, Österreich, die USA und Kanada. Daten, die auch in Deutschland längst in rauen Mengen erhoben werden: sogenannte »Routinedaten« oder auch »Abrechnungsdaten«. Das sind Daten, die seit der Einführung des »DRG«- oder »Fallpauschalen«-Systems bei der Abrechnung der Krankenhäuser mit den Kassen ohnehin anfallen – und die auch an das Statistische Bundesamt weitergeleitet werden.»In diesen Daten stecken viele Informationen«, sagt Thomas Mansky. »Man sieht darin anonymisiert jeden Patienten mit seiner Hauptdiagnose und seiner Nebendiagnose. Man sieht, welche Untersuchungen und welche OPs gemacht wurden. Und man sieht auch den Entlassungsgrund. Also zum Beispiel Entlassung nach Hause, Verlegung in ein anderes Krankenhaus – oder auch Tod.«

Thomas Mansky gehörte zu den Ersten in Deutschland, die diese Daten in- und auswendig kannten. Er ist spezialisiert auf medizinische Informatik und hat jahrelang die Firma 3M Health Technology Systems beraten, die für die Umstellung auf das Fallpauschalen-System die Software geliefert hat. Weil in den USA schon lange nach Fallpauschalen abgerechnet wurde, hatte er damals viel mit Experten des amerikanischen Gesundheitssystems zu tun. Er wusste deshalb, dass sie die Abrechnungsdaten eben nicht nur zum Abrechnen nutzten, sondern auch um die Qualität der US-Krankenhäuser zu vergleichen. Dafür zogen sie viele Informationen zu Krankheiten, Behandlungen, Entlassung und Tod aus dem Datensatz und bereiteten sie aufwendig auf.

Die Idee, das auch in Deutschland zu versuchen, entstand spontan: Mansky arbeitete inzwischen für den Krankenhauskonzern Helios und war dort für die Abteilung »Medizinische Entwicklung« zuständig. Eigentümer war damals noch Lutz Helmig, der Gründer der Helios-Gruppe. Von Haus aus ist Helmig Gefäßchirurg. Schon zu Beginn seiner Karriere interessierte ihn die Ergebnisqualität in der Medizin. Er hat als junger Arzt an der Uniklinik Düsseldorf in mühevoller Arbeit mit Lochkarten die Ergebnisse von 10 000 Herz-Operationen untersucht. Auch später, als Eigentümer von Helios, versuchte er immer wieder, mit Zahlen die Qualität seiner Häuser zu zeigen oder aber Mängel offenzulegen.»Einmal«, erzählt Thomas Mansky, »hatte Helmig etliche Chefärzte der Krankenhausgruppe angeschrieben: Er wollte wissen, wie häufig in den Helios-Kliniken eine neue, minimal-invasive Methode der Gallenblasenentfernung angewendet wurde.« Helmig erzählte Mansky, wie mühsam die Recherche war.»Ich musste lachen«, erinnert sich Thomas Mansky.»Ich hab gesagt, das brauchen Sie nicht die Chefärzte zu fragen, die Zahlen haben wir doch alle in den Abrechnungsdaten.« Lutz Helmig staunte. Noch mehr, als Mansky ihm erzählte, was sonst noch alles in den Zahlen steckte. Helmig musste nicht überredet werden, nach amerikanischem Prinzip in die Qualitätsmessung einzusteigen.»Er war sofort total überzeugt«, sagt Thomas Mansky.

Aufregende Pionierarbeit begann. Mansky arbeitete nach amerikanischem Vorbild bestimmte Aspekte aus den gewaltigen Datenmengen heraus, die einerseits etwas über die medizinische Qualität aussagten und andererseits verlässlich gemessen werden konnten. Diese Aspekte nennt man »Indikatoren«. Über die Jahre entwickelte er ein ganzes Indikatoren-Set, das heute »G-IQI« heißt, »German Inpatient Quality Indicators«. Die Todesfallrate je Diagnose oder Behandlung, »Sterblichkeit« genannt, ist in diesem Set der wichtigste Indikator, sagt Thomas Mansky.»Oder bei Geburten zum Beispiel die Anzahl der Kaiserschnitte.« Eine Software siebt die nötigen Informationen aus der riesigen Datenmenge. Dann beginnt der schwierigste Teil: »Man kann nicht einfach Krankenhaus A mit Krankenhaus B vergleichen. Krankenhaus A hat vielleicht sehr viele alte, sehr kranke Patienten und Krankenhaus B nicht. Dann ist zu erwarten, dass in Haus A mehr Patienten beispielsweise nach einem Herzinfarkt oder einer Hüft-OP sterben als in Haus B.« Man müsse lernen, damit statistisch umzugehen, was für viele Bereiche gut funktioniere.»Risiko-Adjustierung« heiße das Verfahren. Thomas Mansky erklärt mir vereinfacht, was dabei passiert: »Sie vergleichen nicht mehr einfach die Anzahl der Todesfälle nach einem Herzinfarkt in einer Klinik A mit den Werten in einer Klinik B. Sondern Sie vergleichen miteinander: die Sterblichkeit nach

Herzinfarkt bei jungen Patienten, die Sterblichkeit nach Herzinfarkt bei alten Patienten, die Sterblichkeit bei alten Patienten, die auch noch Diabetes haben und Bluthochdruck, und so weiter. So vergleichen Sie richtig, und nicht Äpfel mit Birnen.« International war diese Vorgehensweise schon damals kein Neuland mehr. In den USA werden die Sterblichkeitsraten der einzelnen Krankenhäuser schon seit Beginn der neunziger Jahre mithilfe der Abrechnungsdaten ermittelt und auch veröffentlicht. Das erste Projekt dieser Art gab es im Bundesstaat New York. Dort wird für Bypass-Operationen seit 1989 sogar öffentlich gemacht, bei welchen Chirurgen die meisten Patienten sterben. Ohne das Deckmäntelchen des Schweigens standen die Kliniken plötzlich nackt da. Nicht alles, was es zu sehen gab, war schön. In manchen Kliniken war das Risiko, an der Bypass-OP zu sterben, doppelt so hoch wie in anderen. Die Medien stürzten sich auf die Daten und berichteten über die Kliniken mit den meisten und den wenigsten Todesfällen. Das Gesundheitsministerium trat auf den Plan und drohte an, den schlechten Kliniken die Erlaubnis für die Bypass-OPs zu entziehen. Das setzte die Chefs der schlechten Kliniken offenbar massiv unter Druck, wie mehrere Wissenschaftler und Forscherteams herausgefunden haben: Viele Häuser verbesserten sich rasch und drastisch.

Als einer der Forscher in den Kliniken nachfragte, wie sie die Erfolge erzielt hatten, stellte sich heraus, dass viele Manager neue Herzchirurgen eingestellt hatten – die wiederum Abläufe innerhalb der Abteilungen unter die Lupe genommen und optimiert sowie mehr und qualifizierteres Personal eingestellt hatten. Insgesamt reduzierte sich die Sterblichkeitsrate bei Bypass-Operationen im gesamten Bundesstaat New York zwischen 1989 und 1992 um 41 Prozent.[45] »Helmig war überzeugt davon, dass die Veröffentlichung auch für seine Kliniken der richtige Weg war«, sagt Mansky. »Er wollte den Druck. Er war der Ansicht, dass dieser Druck dazu motiviert, besser zu werden.«

Die Reaktionen ließen nicht auf sich warten: Einige Ärzte der Helios-Kliniken protestierten gegen das Vorgehen. »Es gab zum Beispiel bei der Diagnose Herzinsuffizienz Kliniken, die nicht gut aussahen. Die Ärzte aus diesen Kliniken behaupteten aber vehement, die hohe Sterblichkeitsrate habe nichts mit der Qualität der Behandlung zu tun«, sagt Mansky. Es wurde viel diskutiert. Schließlich einigten sich Ärzte und Forscher darauf, gemeinsam in einige Akten von Patienten zu schauen, die rein nach Datenlage unerwartet gestorben waren. »Das war interessant«, erinnert sich Mansky. »Die Ärzte, die vorher behauptet hatten, die Sterblichkeitsrate sage nichts über die Qualität der Behandlung, blätterten und blätterten und sahen plötzlich selbst, dass der Tod der Patienten eben nicht immer ein unglückseliger Schicksalsschlag gewesen war, sondern dass bei einigen dieser Fälle tatsächlich vieles schiefgelaufen war.«

Alles in allem waren die Helios-Ergebnisse, die Thomas Mansky errechnete, vergleichbar mit dem Bundesdurchschnitt aller Kliniken. Doch es gab auch böse Überraschungen. Bei den Herzerkrankungen lag die Todesfallrate bei 8,9 Prozent. Im Bundesdurchschnitt waren es 5,6. Lutz Helmig bestand trotzdem darauf, dass die Ergebnisse im Helios-Jahresbericht von 1999 abgedruckt wurden. Das hatte es in Deutschland noch nie gegeben – und es kam bei den Ärzten, Managern und Lobbyisten der anderen rund 2000 deutschen Krankenhäuser nicht gut an. Viele unkten, dass Helios sich durch die Veröffentlichung sein eigenes Grab geschaufelt hätte. Die Patienten, so waren sich die meisten sicher, würden wegbleiben. Doch das war nicht der Fall. »Es kommt drauf an, wie so etwas kommuniziert wird«, sagt Mansky. »Wir haben ja nicht gesagt, da und da sind wir schlecht. Wir haben gesagt: Wir haben uns angestrengt herauszufinden, wo unsere Probleme liegen. Hier sind sie. Die Messung war der erste Schritt. Jetzt müssen wir daran arbeiten, besser zu werden. Und wir wissen auch schon, wie. Die Patienten haben das honoriert.«

Helios führte das sogenannte »Peer-Review -Verfahren« ein. Dazu wurden in den Abteilungen, die schlecht abgeschnitten hatten, Akten von kritischen Fällen herausgesucht und gemeinsam mit Fachärzten von anderen Kliniken auf Fehler und Probleme durchforstet. Anschließend wurden die Mängel schnellstmöglich behoben. Im Helios-Jahresbericht von 2006/07 wurde der Erfolg sichtbar: Die Sterblichkeit im Durchschnitt aller Helios-Kliniken war bei vielen Krankheiten zwischen 2000 und 2006 deutlich gesunken: Im Jahr 2000 waren noch 12,9 Prozent aller Patienten mit akutem Herzinfarkt gestorben. 2006 waren es nur noch 8,3. Während im Jahr 2000 noch 20,4 Prozent aller Patienten starben, die an Herzinsuffizienz litten, waren es 2006 nur noch 8,3. Von den Schlaganfallpatienten starben im selben Jahr 10,2 Prozent. Sechs Jahre zuvor waren es noch 14,3 Prozent gewesen.

Insgesamt war das Experiment Qualitätsmessung und Veröffentlichung also geglückt. Lutz Helmig und Thomas Mansky gingen damals davon aus, dass bald viele Krankenhäuser dem Helios-Beispiel folgen würden. Aber sie irrten sich. So bald würde kein einziges Haus freiwillig nachziehen. Und der Gesetzgeber zwang sie nicht dazu. Ebbe am Datenstrand.

Was natürlich nicht bedeutet, dass das Meer verschwunden wäre: Es sind durchaus gewaltige Datenmengen vorhanden. Die Krankenkassen haben exzellente Zahlen zur Behandlungsqualität ihrer Mitglieder, und auch das Statistische Bundesamt sitzt auf einem Schatz. Die Kassendaten sind gänzlich unzugänglich – selbst für wissenschaftliche Auswertungen. Das Statistische Bundesamt veröffentlicht auf seiner Website Teile der Daten, die aus ihrem Zusammenhang herausgelöst wurden. So als betrachte man ein paar Mosaiksteine, die aus einem Bild gefallen sind. Es ist kein Fall X mehr zu sehen, der mit einer Diagnose und einer Nebendiagnose im Krankenhaus Y aufgenommen wird, der operiert und gesund – oder eben nicht – entlassen wird. Der Öffentlichkeit werden nur Mengen präsentiert, die beschreiben, wie viele von welchen Diagnosen in Deutschland gestellt werden und wie viele von welchen Eingriffen gemacht werden. Weder die Diagnosen noch die Eingriffe sind einzelnen Kliniken zuzuordnen. Wissenschaftler haben ein paar Privilegien beim Datenzugang. Doch auch die greifen zu kurz, um den Krankenhaussektor einer wirksamen Kontrolle auszusetzen. Das ist gewollt. Wie katastrophal das für einen Patienten enden kann, zeigt ein Beispiel:

Vor einigen Jahren wollte Thomas Mansky untersuchen, ob die Qualität bei bestimmten Operationen damit zusammenhängt, wie häufig ein Krankenhaus sie macht. Nach einer umfangreichen Auswertung der Daten vom Statistischen Bundesamt konnte er die Ergebnisse sehen. Er zeigt mir acht Balkendiagramme. Ein Diagramm fasst jeweils die Ergebnisse zu einer Operation zusammen und besteht aus fünf Balken. Diese fünf Balken stehen wiederum für fünf verschiedene Gruppen von Krankenhäusern: In Gruppe 1 sind die Krankenhäuser zusammengefasst, die die meisten Eingriffe einer bestimmten Art machen. In Gruppe 5 die Häuser, die am wenigsten dieser Eingriffe durchführen. Die Gruppen 2, 3 und 4 sind Abstufungen dazwischen. Alle acht Balkendiagramme zeigen: Je mehr Eingriffe einer bestimmten Art ein Haus macht, desto geringer ist die Todesrate. Die Operationen, die Thomas Mansky untersucht hat, sind unter anderem Pankreasresektionen, Herzinfarkt, Speiseröhreneingriffe und der Einbau von Knie- und Hüftgelenken. Bei den Hüftoperationen beispielsweise ist das Risiko, zu sterben, in den Kliniken mit den wenigsten Eingriffen dreimal so hoch wie in den Häusern mit den meisten Eingriffen. Thomas Mansky tippt auf den Balken der Kliniken mit den wenigsten Eingriffen. »Da will ich nicht hin.« Ich auch nicht. Auch meine Bekannte, der eine Hüft-OP bevorsteht, möchte ich nicht dorthin schicken.

»Welche Kliniken sind das?«, frage ich. Mansky sagt: »Gute Frage.« Er weiß es nicht. Das Statistische Bundesamt ist verpflichtet, so lerne ich, die Krankenhaus-ID aus dem Datensatz zu löschen. Beziehungsweise: Die Programme zur Datenabfrage dürfen die Krankenhaus-ID nicht mitnehmen. Das gilt für alle Untersuchungen, die Wissenschaftler anhand dieser Daten angestellt haben oder noch anstellen könnten. Im Falle der Studie von Thomas Mansky bedeutet das: In den schlechtesten Kliniken Deutschlands ist die Gefahr, beim Einsatz einer Hüftprothese zu sterben, dreimal so hoch wie in den besten deutschen Krankenhäusern. Ähnliches gilt für andere Eingriffe. Und obwohl ein Mausklick beim Statistischen Bundesamt genügen würde, um diese schlechten Kliniken zu identifizieren, wird das nicht getan. Die Identität der Krankenhäuser, so Mansky, unterliege in Deutschland dem Datenschutz.

»Aber man kann Patienten doch solche Informationen nicht vorenthalten!« Dann fällt mir nichts mehr ein. Ich bin sprachlos vor Wut. Mansky schweigt auch. Aber souveräner. Wahrscheinlich hat er die Wutausbrüche schon vor langer Zeit durchgestanden. Schließlich sagt er, es gebe natürlich Gründe für diese Datenverweigerung. Vorgeschobene und gute, die auf dem Schlachtfeld widerstreitender Interessen ins Feld geführt würden. »Es fängt meist mit dem Argument an, dass die Daten zum Abrechnen erhoben werden und nicht zur Qualitätsmessung. Es geht damit weiter, dass diesen Daten deshalb unterstellt wird, dass sie nicht dafür taugen, Qualität abzubilden. Dass diese Daten Grenzen haben – was ja auch stimmt. Das begreifen Sie als Wissenschaftler sowieso früher oder später: Alle Daten haben Grenzen. Jedes ›Ja‹ hat ein ›Aber‹.«

Ich stecke bald darauf selbst in einem Projekt, das Daten aus dem Gesundheitssystem auswertet, und verstehe nach und nach, was Thomas Mansky damit meint. Datenanalysen können – trotz einwandfreier Methodik – Ergebnisse zeigen, die zufällig sind. Oder die man ohne Hintergrundwissen nicht verstehen kann. Mansky nennt ein Beispiel: »Nehmen Sie ein Krankenhaus, das im Jahr zehn Patienten mit Herzinsuffizienz versorgt. Davon stirbt einer. Dann haben Sie eine Todesfall-Rate von 10 Prozent. Das sieht viel aus, ist aber statistisch nicht aussagekräftig.« Solche Effekte fürchten die Krankenhäuser. Sie müssen erklärt werden, und das ist unbequem. Klinikvertreter fürchten aber auch, dass echte Missstände aufgedeckt werden. Das ist noch unbequemer. Es verlangt nach Strategien, die Abhilfe schaffen. Bis – vielleicht – eine Besserung eintritt, haben diese Kliniken ein massives Problem: Sie stehen öffentlich schlecht da. Vielleicht schlechter als der Bundesdurchschnitt. Oder, wahrscheinlich noch schlimmer: schlechter als die direkten Nachbarkliniken. Sie haben die berechtigte Sorge, dass sie in diesem Fall Kunden, pardon, Patienten verlieren. Und damit gerät auch die Politik unter Druck: Was passiert, wenn plötzlich die Qualität die Patientenströme lenkt? Wenn in Haus A und B keiner mehr geht – und Haus C vollkommen überlaufen ist? Dann stellt sich auch sehr schnell die Frage: Was tun mit Krankenhäusern, die insgesamt keine gute Leistung erbringen, oder mit Abteilungen, die schlecht sind? Schließen? Oder die Häuser finanziell abstrafen – bis sie von selbst schließen? Viele kluge Köpfe glauben, dass die Schließung einiger Häuser zum Wohle der anderen Kliniken vernünftig wäre. Zumal in Deutschland mehr Krankenhausbetten für die Bevölkerung aufgestellt sind als in allen anderen europäischen Ländern. Gegen die Schließung von Häusern aber kämpft mit Zähnen und Klauen – wie nicht anders zu erwarten – die Interessenvertretung der Krankenhäuser: die Deutsche Krankenhausgesellschaft (DKG). Die meisten Kliniken, die die DKG vertritt, sind kleine Häuser. Und die wollen nicht schließen. Unterstützung bekommt die DKG in diesem Punkt von den Lokalpolitikern, die sehr genau wissen, dass eine Klinik in der Region ein großer Arbeitgeber ist. Sie meiden daher Schließungen wie der Teufel das Weihwasser. Sie fürchten sich vor bösen Schlagzeilen, vor Streiks und Arbeitslosen und Bürgerprotesten. Und davor, dass der Wähler das nächste Mal sein Kreuz an einer anderen Stelle macht.

So ist die vergleichende Darstellung von Qualität einerseits ein Methodenproblem. Eine statistische Herausforderung. Andererseits aber auch ein von Lobbyisten schwer umkämpftes Terrain. Dieses dicke Brett zu bohren verlangt breite politische Schultern.

In den letzten Jahren ist bereits einiges in Bewegung gekommen. Das Arbeiten im Verborgenen, das spüren viele im Gesundheitssystem, ist nicht mehr zeitgemäß. Mehr und mehr Länder ermöglichen gute Einblicke in die Qualität ihrer Krankenhäuser. In Deutschland rennen Verbraucherschützer, Wissenschaftler und Krankenkassen seit Jahren gegen die Mauer des Schweigens an. Und sie hat Risse bekommen. Zunächst einmal, weil einige unter den Krankenhäusern Mut bewiesen haben. Helios schob 2008 die Gründung des »Clubs der Mutigen« an. Offiziell heißt die Organisation heute »Initiative Qualitätsmedizin« (IQM). Über 300 Kliniken haben sich der Initiative inzwischen angeschlossen, davon etwa 250 in Deutschland, was in etwa 12 Prozent aller deutschen Krankenhäuser entspricht. Die Mitgliedskliniken veröffentlichen jährlich Qualitätsergebnisse zu vielen Behandlungen und Eingriffen, die häufig vorgenommen werden.[46] Die Analysen machen Experten von IQM auf Grundlage der Abrechnungsdaten, die ihnen die Kliniken freiwillig zur Verfügung stellen. Die Methode dafür hat Thomas Mansky mit seinem Team an der TU Berlin entwickelt. Insider sagen, bei den IQM-Kliniken handele es sich um die, die wenig zu verbergen haben. Es seien im System die »guten«.

Auch das Wissenschaftliche Institut der AOK-Krankenkassen (WIdO) analysiert seit einigen Jahren die Qualität der Krankenhäuser, und zwar viel umfangreicher, als IQM es kann. Das liegt daran, dass bei den Krankenkassen alle Informationen zu den abgerechneten Leistungen zusammenlaufen. Die IQM-Experten können nur sehen, was mit einem Patienten innerhalb einer Einrichtung geschieht, von der Aufnahme bis zur Entlassung. Treten in diesem Zeitraum Komplikationen auf oder stirbt der Patient noch im Krankenhaus, dann taucht das in den Informationen auf, die IQM zur Verfügung stehen. Die Krankenkassen dagegen blicken auch über die Entlassung hinaus.

Ein Beispiel: Eine Patientin bekommt in der Klinik A eine Hüftprothese. Sie wird nach einer Woche entlassen. In dieser Zeit sind keine Komplikationen aufgetreten. Leider geht es so nicht weiter. Drei Wochen nach der Entlassung hat die Patientin plötzlich wieder starke Schmerzen. Der niedergelassene Orthopäde stellt fest, dass sich die Prothese gelockert hat. Die Patientin muss erneut operiert werden. Sie geht dafür in ein anderes Krankenhaus als vorher. Die Daten der Krankenkasse zeigen nun den ganzen Krankheitsverlauf. Die Kasse kann deshalb die ungeplante zweite Operation mit dem ersten Krankenhaus in Verbindung bringen. IQM dagegen kann das nicht. Die Initiative Qualitätsmedizin sieht eine komplikationslose OP im ersten Krankenhaus. Und eine weitere komplikationslose OP im zweiten Krankenhaus. Die Informationen der Krankenkassen sind also genauer. Sie haben aber einen anderen Nachteil: Jede Krankenkasse besitzt nur die Daten ihrer eigenen Mitglieder. Die meisten Versicherungen in Deutschland sind zu klein, um aus den Daten ihrer Mitglieder solide Qualitätswerte abzuleiten. Das kann nur die AOK, die größte Krankenkasse Deutschlands mit rund 24 Millionen Mitgliedern – oder natürlich: alle Kassen zusammen.

Das Analyseverfahren, das das wissenschaftliche Institut der AOK vor rund zehn Jahren zusammen mit den Helios-Kliniken entwickelt hat, heißt »Qualitätssicherung mit Routinedaten«, kurz QSR. Das Analyseteam hat bislang die Informationen zu 16 Behandlungen ausgewertet. Die Ergebnisse für sechs dieser Eingriffe sind bereits online als gut verständliche Bewertungen nachzulesen. Wem eine Gallenblasenentfernung, eine Herzkatheteruntersuchung oder eine Blinddarmoperation bevorsteht, wer sich die Hüfte gebrochen hat, eine Knie- oder Hüftprothese braucht, der kann sich im Krankenhausnavigator der AOK über die Leistungen derjenigen Krankenhäuser informieren, die genügend AOK-Patienten behandeln.[47] Es sind fast alle.

Für die bevorstehende Hüft-OP meiner Bekannten bin ich am Ziel. Ich gebe auf der Website die geplante Behandlung und den Wohnort der zukünftigen Patientin ein und wähle anschließend »Bundesweite Suche«. Eine lange Liste von Krankenhäusern erscheint. In der letzten Spalte finde ich die Gesamtbewertung, symbolisch dargestellt durch »Lebensbäumchen«. Drei Lebensbäumchen bedeuten: sehr gute Qualität; zwei: durchschnittliche Leistung; eins: unterdurchschnittliche Ergebnisse. Ich klicke auf »Details einblenden« und kann mir die Ergebnisse genauer ansehen. Vier Aspekte fließen bei Hüft-OPs mit in die Endnote ein: ungeplante Folge-Operationen, chirurgische Komplikationen, Sterblichkeit und Oberschenkelhalsbruch. Oben rechts im Fenster finde ich noch einen weiteren Reiter: Hier kann ich die Ergebnisse sortieren. Zum Beispiel nach Qualitätsergebnis. Ich bekomme jetzt eine Liste, in der zuoberst die Kliniken stehen, in denen es bundesweit die wenigsten Probleme beim Einsatz von Hüftprothesen gegeben hat. Ich könnte mir auch eine Liste anlegen, in der die besten Kliniken im näheren Umfeld genannt werden. Nach langer Suche endlich ein Erfolg.

Aber warum sind nur Bewertungen für sechs Eingriffe öffentlich? Ich verabrede mich mit Christian Günster, Leiter der Abteilung »Integrierte Analysen« im Wissenschaftlichen Institut der AOK (WIdO).

Das WIdO hat seinen Sitz beim Bundesverband der AOK in Berlin-Mitte. Im Eingangsbereich geht es gleich zu den Konferenzräumen. Christian Günster hat einen davon gebucht und bringt eine Powerpoint-Präsentation mit. Es dauert etwa eineinhalb bis zwei Jahre, erklärt er, bis für einen Eingriff die ersten soliden Analysen fertig sind. Zunächst müsse klar sein, was genau gemessen werden solle. Was heißt gute Qualität bei einem Eingriff, was sind Komplikationen? »Wir lassen uns von

Ärzten und den medizinischen Fachgesellschaften beraten, damit wir die richtigen Informationen aus dem riesigen Datensatz ziehen.« Es gebe Eingriffe oder Krankheitsbilder, da sei das einigermaßen leicht. Beim Einbau der Hüftprothese zum Beispiel müsse man – einfach ausdrückt – hauptsächlich auf die OP und die Folgen der OP schauen. Beim Herzinfarkt dagegen sei das nicht so einfach: Hier komme es hauptsächlich darauf an, wie schnell ein Patient behandelt wird. Das wiederum hänge nicht nur vom Krankenhaus ab. Entscheidend sei auch, wie schnell überhaupt ein Notarzt verständigt werde und wie schnell dieser beim Patienten eintreffe.»Das sehen wir aber nicht in unseren Daten. Es wäre ungerecht, die Infarktbehandlung der Kliniken auf der Datengrundlage zu vergleichen, die wir haben.« Deshalb bleibt die Qualitätsmessung beim Herzinfarkt auch weiterhin offline. Es gibt sie zwar, die einzelnen Krankenhäuser können damit arbeiten, aber der Patient bleibt außen vor.

Mehr Transparenz soll nun – angeblich – eine neue Einrichtung bringen: Das Institut für Qualitätssicherung und Transparenz im Gesundheitswesen (IQTIG). Dieses Institut hat der Gemeinsame Bundesausschuss (G-BA) gegründet. Die zukünftigen Mitarbeiter des IQTIG sollen sich im Auftrag des G-BA überlegen, wie man Qualität messen und verständlich öffentlich darstellen kann. Das klingt gut, läuft aber sehr langsam an. Offizielle Stellungnahmen des G-BA dazu, wann mit ersten Arbeitsergebnissen zu rechnen ist, gibt es nicht. Der Chef der neuen Institution, Dr. Christoph Veit, erzählte mir, das Team des IQTIG werde Anfang 2016 mit dem Bereich der Herzkatheter beginnen. Was dort genau gemessen werden soll und mit welchen Daten, kann er noch nicht sagen.

Viele Experten im Gesundheitssystem sind schon jetzt mit der Konstruktion des neuen Instituts unzufrieden. Sie bemängeln, dass das IQTIG seine Aufträge vom G-BA erhalten wird. Denn im G-BA sitzen auch die Krankenhäuser. Was, bitte, so fragen sich viele, soll bei einer von Krankenhäusern kontrollierten Krankenhausbewertung herauskommen? Für Aufsehen hat kürzlich auch der sogenannte »unparteiische Vorsitzende« des G-BA gesorgt: Josef Hecken wurde im *Deutschen Ärzteblatt* mit der Äußerung zitiert, er warne bei der geplanten Qualitätssicherung vor »zu viel Euphorie«.[48]

In der Abwägung zwischen wirtschaftlichen und machtpolitischen Interessen auf der einen Seite und dem Schutz des Patienten auf der anderen Seite hat der Patient bislang verloren. Das ist niederschmetternd, lässt sich aber ändern. Deutschland ist auch aus der Kernenergie ausgestiegen.

16.
Wege aus der Fabrik

Im Verlauf meiner Recherche habe ich mit rund 100 Experten gesprochen. Darunter waren Gesundheitsökonomen, Klinikchefs, Mediziner sowie Experten von Ministerien, Krankenkassen und Ärzteverbänden. Fast immer habe ich am Ende solcher Gespräche gefragt, was sich ändern muss, damit die Operationszahlen sinken und der Patient und seine Gesundheit in den Mittelpunkt des Gesundheitswesens rücken. Einige waren ratlos. Manche haben zwei, drei Aspekte genannt. Viele haben das ganze System infrage gestellt. Einer sagte mir:»Wenn Sie heute am Reißbrett ein Gesundheitssystem für 80 Millionen Bürger entwerfen wollten – auf unser aktuelles System kämen Sie nie.«

Ich schrieb alle Antworten auf gelbe Zettel und klebte sie an meine Bürowand. Schließlich hatte ich 89 Zettel mit konkreten Vorschlägen oder Kritikpunkten. Die Vielfalt der Gedanken und Ideen spiegelte einerseits wider, dass jeder einzelne meiner Interviewpartner einen anderen Blick auf unsere Gesundheitslandschaft hat, mit dem natürlich auch unterschiedliche Interessen verbunden sind. Andererseits ließ sich an meinem weitverzweigten Zettelbaum auch ablesen, was schon während der Recherche immer klarer wurde: Es gibt nicht den einen Schalter, den man umlegen könnte, um unnötige Operationen zu verhindern. Und zwar deshalb, weil die Ursachen für diese Eingriffe komplex sind, ineinandergreifen und sich addieren – sodass sich die Waagschale unter der Masse vieler kleiner Gewichte am Ende in Richtung der OPs senkt. Aus dieser Anhäufung von Gewichten greife ich hier nur die schwersten heraus – oder zumindest diejenigen, die viele Fachleute heute für die schwersten halten.

Nicht mehr bezahlen, was nichts bringt

Ein Vorschlag, den ich mehr als zehnmal auf gelbe Zettel geschrieben habe, lautet: Nutzenprüfung! Viele meiner Interviewpartner – Ärzte, Wissenschaftler, Vertreter von Krankenkassen und Ärzteverbänden – glauben, dass es dringend nötig wäre, den Nutzen von Operationen und der dabei verwendeten Medizinprodukte für die Patienten systematisch zu prüfen. »Um unnötige Operationen zu vermeiden, muss man wissen, welche Operationen unnötig sind«, sagte mir Markus Diener vom Studienzentrum der Deutschen Gesellschaft für Chirurgie. Das klingt banal. Dieses Wissen durch Studien zu schaffen, bedeutet aber einen großen Aufwand. Dazu kommt: Das Wissen allein reicht nicht. Es muss auch sichergestellt werden, dass dieses Wissen Auswirkungen in der Praxis hat, und zwar nicht am Schreibtisch des Forschers, sondern am Bett der Patienten. Das gelänge am besten, sagen Systemforscher, wenn sich die Bezahlung von Operationen ändern würde. Sie schlagen vor: Operationen und Produkte dürfen erst dann für alle Patienten freigegeben und von den gesetzlichen Krankenkassen bezahlt werden, wenn der Nutzen für die Patienten bewiesen ist. »Es werden viele Methoden oder Implantate als Innovation ausgerufen, die gar keine sind«, sagte mir Hartwig Bauer von der Deutschen Gesellschaft für Chirurgie. Die würden dann massenhaft angewendet. »Nach dem Motto: Wenn man einen neuen Hammer hat, sieht alles wie ein Nagel aus«, sagte Bauer. Das müsse man dringend begrenzen.

In der Erprobungsphase einer Methode oder eines Medizinproduktes, so schlägt es Stefan Sauerland vom IQWiG vor, sollten die Operationen von den Kassen nur dann bezahlt werden, wenn die Patienten im Rahmen einer Teststudie behandelt würden, und zwar nur in wenigen, dafür zugelassenen Kliniken. Das hätte erstens den Vorteil, dass experimentelle Therapien nicht gleich an Zehntausenden ausprobiert würden. Zweitens könnte man so neue Erkenntnisse gewinnen. Und drittens stünden die Patienten, die operiert würden, unter besonderem Schutz:

Studienteilnehmer werden häufiger und gründlicher untersucht als andere Patienten. Zudem sind sie versichert für den Fall, dass die Therapie Schäden hervorruft.

Viele Interviewpartner stellten in diesem Zusammenhang auch den sogenannten »Verbotsvorbehalt« infrage: also die Regelung, dass im Krankenhaus grundsätzlich alle Therapien erlaubt sind und von den Kassen bezahlt werden müssen – es sei denn, sie sind verboten. Dieses Prinzip steht im Gegensatz zu der Vorgehensweise im ambulanten Bereich, wo der »Erlaubnisvorbehalt« gilt. Also: Nur was erlaubt ist und auf einer Positiv-Liste steht, darf von den Kassen bezahlt werden. »Der Schutz für Patienten ist im ambulanten Bereich sehr viel größer«, sagte mir Stefan Sauerland.

Einen ersten kleinen Schritt zur systematischen Nutzenprüfung von neuen Methoden ist das Bundesgesundheitsministerium Ende 2014 gegangen. In dem Entwurf des »Gesetzes zur Stärkung der Versorgung in der gesetzlichen Krankenversicherung« ist vorgesehen, dass zumindest Medizinprodukte der Hochrisikoklassen (wie es zum Beispiel alle Protheseimplantate sind) genauer unter die Lupe genommen werden sollen – sofern sie besonders teuer sind. Viele Produkte wird das nicht betreffen. Vielleicht 10 oder 20 pro Jahr fielen unter die neue Regelung, schätzt ein Experte vom Spitzenverband der gesetzlichen Kassen. Vielleicht aber auch noch weniger. Auf jeden Fall wäre nur ein Bruchteil der Neuerungen insgesamt betroffen. Der zweite Wermutstropfen: Die Krankenkassen müssen auch nach dem neuen Gesetzentwurf weiterhin für den Einsatz der neuen Methoden zahlen – bevor der Nutzen bewiesen oder widerlegt ist.

Reform der Ärzteausbildung

Paul Brandenburg und viele andere Ärzte glauben, dass auch Veränderungen in der Medizinerausbildung helfen könnten, unnötige Operationen zu verhindern. Sie sagen: Ein Mediziner, der das deutsche Ausbildungssystem durchlaufen hat, ist auf Linie getrimmt und zum Schweigen abgerichtet. Offene Diskussionen über die richtige Behandlung von Krankheiten finden viel zu selten statt. Junge Ärzte können es sich schlicht nicht leisten, einem höherrangigen Arzt zu widersprechen. Vor allem niemals: dem Chefarzt.

Mehrere Krankenhausärzte, mit denen ich gesprochen habe, sagten: Dieses auf Abhängigkeit beruhende Ausbildungssystem bringt häufig Mediziner hervor, die das selbstständige Denken aufgegeben haben. Oder die es sich selbst immer wieder verbieten, um nicht anzuecken. Einige der Ärzte erzählten mir davon in milden Worten – vor allem, wenn sie selbst den Facharzttitel längst in der Tasche hatten. Andere, vor allem Assistenzärzte, schilderten mir das Problem der Abhängigkeit drastischer. Der Kern der Aussagen war trotzdem verblüffend ähnlich und lässt sich wie folgt zusammenfassen: Viele junge Ärzte mögen hochintelligent, engagiert und vielleicht auch gute Operateure sein – gute Heiler sind sie nicht. Einfach weil die Sonne, um die sie kreisen, nicht der Patient, sondern der Chefarzt ist. »Meistens«, so beschrieb es mir eine junge Ärztin, »ist es so: Der Chefarzt hat immer Recht. Wenn es die Haus- und Chefarztpolitik ist, dass ein Armbruch bei einem Kind immer operiert wird, dann wird immer operiert. Ein Kollege, der einwendet, dass das doch in diesem oder jenem Fall gar nicht nötig ist, begeht Majestätsbeleidigung. Und das wird geahndet.«

Brandenburg und viele andere junge Mediziner drängen deshalb auf eine transparentere Organisation der Ausbildung. Darauf, dass sie einen Anspruch auf das Erlernen von OP-Techniken haben, den sie einklagen können. Und darauf, dass Prüfungsreife objektiv festgestellt werden kann und nicht auf der persönlichen Meinung eines Chefarztes beruht.

Unabhängigkeit für den Chefarzt

Das Wort »Abhängigkeit« habe ich auf viele Zettel geschrieben. Nicht nur Assistenz- und Oberärzte sind abhängig vom Chef – auch die Chefärzte sind in ihrem medizinischen Urteil aus mehreren Gründen nicht mehr unabhängig. Das erzählten mir nicht nur ebendiese Chefärzte, sondern auch Ober- und Assistenzärzte. Viele kritisieren den Zustand von vor 20 Jahren, als der Chefarzt in vielen Kliniken gottgleichen Status innehatte. Nicht nur die Assistenten standen damals stramm, auch die Angestellten der Verwaltung verbeugten sich untertänigst, wenn sie um einen Termin bei Seiner Durchlaucht anfragten. Heute, so berichten es viele Krankenhausärzte, ist der Glanz der Chefärzte im Kosmos Klinik verblasst. Das Klinikmanagement wird nicht mehr in Gnaden vom Chefarzt empfangen – es zitiert den Chefmediziner zu sich. Dann werden die Zahlen genannt, die der Chefarzt im nächsten Jahr erwirtschaften soll. Ist das Jahr um, ziehen die Klinikleiter Bilanz. Dabei gehe es nicht um medizinische Leistungen, sondern um Geld, sagen ehemalige Chefärzte wie Michael Scheele und Ulrich Joos. Schlechte Zahlen würden sanktioniert, gute oft im Rahmen von Bonusverträgen belohnt. Damit werde das medizinische Urteil der Ärzte korrumpiert. Manchmal hat das geringe Auswirkungen: wenn die Ärzte ihre Zahlen erreichen, indem sie dank ihrer hervorragenden Leistungen Patienten anziehen. Oft ist es aber wahrscheinlich so, wie mir viele Ärzte und ein Klinikdirektor berichteten, dass Patienten zur OP einbestellt werden, die keine OP brauchen. Patienten, die beim Physiotherapeuten, im Fitness-Studio, bei der Diätberatung oder beim Psychotherapeuten besser aufgehoben gewesen wären.

Bonusverträge, die Ärzte in ihren medizinischen Entscheidungen durch wirtschaftliche Anreize beeinflussen, gehören abgeschafft. Das fordern seit Jahren viele Ärzte und Ärztevertretungen wie die Ärztekammern und der Verband der Leitenden Krankenhausärzte (VLK). Trotzdem ist der erste Versuch, diese

Art von Verträgen zu verbieten, 2013 kläglich gescheitert. Es gibt zwar neue Gesetze und Empfehlungen –»geholfen hat das aber wenig«, sagt Fred Weiser, Chef des VLK. Die Klinikmanager sind findig. Sie nutzen Lücken in der Gesetzeslage. Die meisten tun das, weil sie es müssen. Diese Verträge sind ihre stärkste Waffe im täglichen Kampf um das Überleben der Klinik. 42 Prozent aller deutschen Krankenhäuser schrieben 2013 Verluste. Die Klinikdirektoren werden so lange eine Methode finden, durch die sie ihre Chefärzte an die Kandare nehmen, bis sie ihre Finanzprobleme anders lösen können.

Mehr Geld für Kliniken

Die Ärzte sind abhängig von den Chefärzten. Die Chefärzte sind abhängig von den Klinikmanagern. Die Klinikmanager sind abhängig von der Krankenhausfinanzierung. Wer also im Kliniksystem ernsthaft etwas ändern will, muss die Klinikfinanzierung auf andere Füße stellen. Hier wird es kompliziert, das zeigten auch meine gelben Zettel mit aller Deutlichkeit: 31 waren es – selbst nachdem ich die Mehrfachnennungen aussortiert hatte. Vorschlag reihte sich an Vorschlag, viele davon kreisten um Wortmonster wie:»Mindestmengenregelungen«,»Zertifikatehandel«,»Fallpauschalen-Bündelungen« oder»Pay for Performance«. Es gab technisch ausgefeilte Lösungsansätze und philosophische Rundumschläge. Auf den ersten Blick ergab sich kein schlüssiges Bild. Je länger ich mich aber mit dem Thema befasste, desto klarer wurde mir, dass sich viele Vorschläge ergänzten oder zumindest am selben Punkt ansetzten. Große Einigkeit gab es in fünf Punkten:

Viele Krankenhäuser sind nicht ausreichend finanziert. Sie kommen mit dem, was sie einnehmen, nicht aus, weil das schlichtweg nicht geht: Sie halten eine große Infrastruktur aufrecht, für die sie nicht die nötige Menge an Patienten haben. Dazu kommt: Gibt es wieder einmal Lohnerhöhungen, fließen nicht automatisch Zusatzgelder. Die Bundesländer, die eigentlich für Investitionen in den Häusern zuständig sind, zahlen nicht genug. Die Vergütung für die einzelnen Therapien ist im internationalen Vergleich eher niedrig. Der Druck, die Erlöse dadurch zu steigern, dass mehr operiert wird als nötig, ist hoch. Wenn man das ändern will, so glauben viele Systemforscher und Gesundheitsökonomen, müssen die Kliniken ein besseres Auskommen haben. Zum Beispiel dadurch, dass manche Arbeiten, die sie leisten, besser bezahlt werden. Vor allem aber dadurch, dass sie – auch ohne unnötige Eingriffe – genug Arbeit haben.

Diese Überlegung führt direkt zu einem weiteren Punkt, über den sich verblüffend viele meiner Interviewpartner einig waren: In Deutschland müssen Überkapazitäten abgebaut werden.

Niemand braucht 15 Kliniken, die künstliche Hüften einsetzen, oder acht Krankenhäuser, die eine Versteifung der Wirbelsäule anbieten, in einem Radius von zehn Kilometern. Beide Beispiele beziehen sich auf Köln, Vergleichbares lässt sich aber in vielen Städten und Ballungsräumen ebenso finden. Überkapazität heißt: Viele Kliniken müssen sich um die vorhandenen Patienten schlagen. Das hat zwei Nachteile: Erstens erhöht es den Druck, Patienten zu »generieren«, wenn zu wenig echte Kranke für ein Haus übrig bleiben. Zweitens bedeutet es auch, dass einige Kliniken in bestimmten Disziplinen viel zu wenig Operationen durchführen, um wirklich gut darin zu sein. Zu dem zweiten Aspekt später noch einmal mehr. Zurück zum Abbau von Überkapazitäten: Dass Deutschland zu viele Krankenhäuser für seine Einwohner bereithält, bestreitet – außer der Deutschen Krankenhausgesellschaft – ernsthaft niemand. Auch in der Politik ist das, mehr oder weniger heimlich, Konsens. Die große Frage hingegen lautet: Welche Kliniken oder Abteilungen sollen schließen?

Zurzeit, so drückte es der Krankenhausdirektor aus, mit dem ich gesprochen habe, »lässt die Politik die Häuser aufeinander los und schaut dann, was übrig bleibt.« Die Kliniken, die bisher geschlossen wurden, waren vor allem kleine, unrentable

Häuser. Das seien aber die falschen Kriterien für eine Schließung, sagen viele Systemforscher, Krankenkassenvertreter und
Ärzte. Es müsse einerseits um den Bedarf in einer Region gehen.
Eine Klinik, die in ihrem Landkreis ganz allein dasteht, kann
nicht geschlossen werden. Im Hinblick auf einzelne Abteilungen
ist das möglicherweise sinnvoll, das gesamte Haus aber ist für
die Grundversorgung unverzichtbar. In den hart umkämpften
Lagen der Großstädte dagegen sind einige Kliniken tatsächlich
komplett überflüssig.

Die verbleibenden Kliniken, da waren sich auch viele einig,
sollten sich stärker spezialisieren: Sie sollten einige Abteilungen
schließen und andere ausbauen. Die Kriterien für die Schließung ganzer Häuser oder einzelner Abteilungen müssten sich
nach der Ausstattung richten, die eine Klinik habe, und nach der
Qualität, die das Haus liefere. Um planvoll vorgehen zu können,
braucht man aber solide Qualitätswerte. Und die haben wir in
Deutschland nicht. Auch das müsse sich dringend ändern, sagten viele meiner Interviewpartner.

Qualität messen

Die Messung der Behandlungsqualität ist zurzeit in Deutschland
der Schauplatz zahlreicher Grabenkämpfe. Offiziell steht das
Thema inzwischen in vielen Papieren. Das neue Qualitätsinsti-
tut IQTIG ist gegründet worden, das Eckpunktepapier der bevorstehenden Klinikreform sieht »Pay for Performance« vor,
also die Bezahlung der Kliniken nach erreichter Qualität. Und
dafür muss ja wohl die Qualität gemessen werden. Trotzdem
bewegt sich wenig. Was – wie mir Insider ungerührt erzählten –
daran liege, dass es keiner wolle. Gesetzliche Initiativen sind in
der deutschen Gesundheitspolitik leider nur die halbe Miete.
Für die Umsetzung ist meist der Gemeinsame Bundesausschuss
(G-BA) zuständig. Im G-BA jedoch sitzen sich sehr verschiedene
Interessen gegenüber: Vertreter der Kassen, der Ärzte und der
Krankenhäuser. Die müssen sich auf ein gemeinsames Vorgehen

einigen, den kleinsten gemeinsamen Nenner, der im G-BA oft wirklich sehr klein ist. Ich kehre deshalb dem deutschen Boxring kurz den Rücken und halte mich an Michael Porter, den Harvard-Ökonomen. Porters Blick auf die Qualitätsmessung im Gesundheitssystem ist frei von den Querelen widerstreitender nationaler Interessengruppen. Er schaut als internationaler Beobachter auf die Debatte.

Michael Porter hat in den vergangenen zehn Jahren Gesundheitssysteme auf der ganzen Welt analysiert. Er hat viel dazu geschrieben. Über das deutsche System hat er – zusammen mit einem deutschen Krankenhausmanager – gleich ein ganzes Buch verfasst.[49] »Deutschland ist ein hochinteressanter Fall«, sagt er. »Ein extremer Fall. Die meisten Krankenhäuser, die meisten Arztbesuche, die meisten Operationen pro Kopf, weltweit. Aber nur mittelmäßige Ergebnisse.« Er hat das bis ins Detail analysiert. Eine der Ursachen, sagt er, sei das kleinteilige System. Es gebe Unmengen von Anbietern, die nicht Hand in Hand arbeiten, getrennt in die Bereiche »Klinik« und »Ambulant«. Es sei wie ein Labyrinth, in dem die Patienten umherirrten. Niemand zeige den Kranken den richtigen Weg zur Heilung. Es sei ihm ja klar, sagt Porter, dass es in der Medizin immer auch Sonderfälle gebe. Aber eben auch Menschen mit sehr ähnlichen Krankheitsbildern. Dafür gebe es keine Standardwege durchs Labyrinth. Wenn zwei Patienten mit derselben Diagnose ihren Lauf durch das System begännen, habe der eine Physiotherapie und drei Spritzen zu erwarten, der andere zwei Operationen. Das Schlimmste aber sei: Welchem Patienten es besser gehe, wisse niemand. Welcher Arzt und welche Klinik bessere Arbeit gemacht habe, wisse auch niemand. Und das sei doch in einem Gesundheitssystem, in dem so viele gute Leute arbeiteten und in das so viel Geld gesteckt würde, sehr schade.

Michael Porter hat sich lange mit Qualitätsmessung im Gesundheitssystem beschäftigt. Er kennt die Vorbehalte gegen solche Kontrollen, er weiß, dass es einfach ist, »gute Arbeit« zu sagen, aber schwer, eindeutige Kriterien und solide Erhebungsmethoden dafür zu entwickeln. Doch er weiß auch, dass es sich lohnt, Mühe und Geld in eine solche Datenerhebung zu investieren. Porter hat sich Beispiele für gelungene Qualitätsmessung auf der ganzen Welt angeschaut. »Überall, wo es das gibt, verbessert sich die Behandlung der Menschen dramatisch. Viele unnötige Therapien fallen weg, sogar die Kosten sinken. Das ist zweifellos der richtige Weg. Wir müssen das nur wollen. Diese Vision umzusetzen ist eines meiner wichtigsten Lebensziele geworden. Ich bin mir sicher, das würde alles verändern.«

Wer macht gute Arbeit im System, und wer macht schlechte? Welche Kliniken, Ärzte oder auch Krankenkassen schaffen es, dass ihre Patienten wieder schnell gesund sind, und wo gibt es konstant schlechte Ergebnisse? Diese Fragen sollten nicht nur geklärt werden, auch sollten die Antworten jedem zur Verfügung gestellt werden. Dann könnten Probleme in der Versorgung gezielt behoben werden, und die Krankenkassen könnten ihre Versicherten zu den guten Anbietern lotsen. Dann müssten schlechte Anbieter besser werden oder den Markt verlassen. Und dann könnten auch Patienten endlich mitentscheiden, was im Namen der Gesundheit mit ihnen gemacht wird.

17.
Notnägel für Patienten

Solange Operationen so gut bezahlt werden, solange Krankenhäuser bestimmte Eingriffe zum Überleben brauchen und solange Patienten nirgendwo nachlesen können, wer im Gesundheitssystem gute Arbeit macht, ist eine erfolgreiche Behandlung
Glückssache. Trotzdem gibt es ein paar Ratschläge, die Patienten helfen können, sich zu schützen. Ein Patient sollte wissen,
welche Operationen in Fachkreisen umstritten sind. Er sollte
wissen, nach welchen Kriterien er seine Ärzte aussucht und wen
man wann um eine Zweitmeinung bittet. Es gibt typische Ver-
haltensmuster von Ärzten, die bei Kranken die Alarmglocken
schrillen lassen sollten – denn sie bedeuten häufig, dass der Mediziner gerade versucht, eine Operation »zu generieren«. Viele
Ärzte haben wenig Zeit. Und in dieser wenigen Zeit reden sie
vieles, was keiner versteht. Es lohnt sich, ein paar gängige Formulierungen zu kennen und sie gezielt zu hinterfragen. Zudem
hilft es sehr, sich auf seriösen Internetseiten und bei Selbsthilfe-
gruppen zu informieren. Der Arztbesuch selbst sollte gut vorbereitet sein. Dazu gehört es, die richtigen Verbündeten zu finden,
die man möglichst auch mitnehmen sollte. Dazu gehört es auch,
jegliche Ehrfurcht vor dem weißen Kittel abzulegen. Respekt ja,
Ehrfurcht nein. Im Folgenden finden Sie eine Reihe von Tipps,
die ich im Laufe der letzten Jahre gesammelt habe. Sie beruhen
auf Gesprächen mit Ärzten und Fachanwälten.

Soll ich mich privat versichern, oder reicht die Gesetzliche?
Die meisten Kassenpatienten fürchten ständig, nicht genug Therapien bezahlt zu bekommen. Diese Sorge ist bei niedergelassenen Ärzten in manchen Fällen berechtigt. Im Krankenhaus aber
haben Privatversicherte kaum Vorteile, vom Komfort der Unter-

bringung einmal abgesehen. Fragt man Ärzte, geben sie in der Regel freimütig zu, dass alles, was die Kasse nicht zahlt, in der Regel nicht nötig, oft sogar fragwürdig ist. Ein Arzt erzählte mir, dass ihm dank seiner Privatversicherung ständig Leistungen angeboten würden, die er nicht wollte. Und von denen er als Arzt auch wüsste, dass er sie nicht bräuchte. »Aber selbst ich habe oft alle Mühe, mich dagegen zur Wehr zu setzen.«

Als ich Paul Brandenburg einmal danach fragte, ob ich seiner Meinung nach für meinen Sohn eine private Zusatzversicherung abschließen sollte, inklusive Chefarztbehandlung, winkte er ab. »Das«, sagt er, »ist der erste Punkt, den viele Ärzte aus ihrer Privatversicherung herausstreichen.« Er begründete das sehr pragmatisch: Ein Chefarzt in einem großen Haus operiert meist wenig selbst. Er *lässt* operieren. Das gilt insbesondere für Chefärzte an Universitätskliniken, die auch lehren. Dass er wenig selbst operiert, bedeutet wiederum, dass der Oberarzt im Operationssaal vermutlich mehr Erfahrung hat. Und darauf kommt es an, operieren ist Handwerk. Dazu eine Anekdote aus dem Filmbereich: Eine Kollegin hatte einen Film über eine Operation am Herzen gedreht, bei der im Anschluss eine lange Naht inklusive vieler winziger Knoten notwendig war. Als die Dokumentation fertig war, kritisierte jemand den Filmschnitt der OP-Szene als Effekthascherei. Die Regisseurin wusste nicht, was damit gemeint war. Der Kollege sagte daraufhin, er habe sich geärgert, dass die gut aufgenommenen Bilder der Naht im Zeitraffer gezeigt worden seien. Es gab aber gar keinen Zeitraffer. Der Operateur war einfach ein sehr erfahrener Oberarzt, der sehr viel operierte. Das muss auch so sein – Chefärzten fehlt oft die Zeit dafür.

In einem kleinen Haus hingegen ist der Chefarzt Teil des Teams. Er hat weniger Privilegien und in der Regel auch keine Lehrverpflichtungen. Er muss seinen Teil beitragen, um die strammen OP-Pläne abzuarbeiten und die Patienten zu behandeln. Er ist deshalb auch für gesetzlich Versicherte erreichbar, wenn's brennt.

Mattes, ehemals Assistenzarzt der Anästhesie, sagte mir: »Die Privatversicherten taten mir immer besonders leid.« Eingriffe und Untersuchungen würden bei Ihnen deutlich besser bezahlt als bei Kassenpatienten. Daher lohne es sich für eine Klinik, bei ihnen möglichst viel zu machen. Wenn der Chefarzt noch einen der alten Verträge mit sogenanntem »Liquidationsrecht« habe, dürfe er zudem die Behandlung und Operation von Privatpatienten höchstpersönlich abrechnen. Das heißt: Er verdient etwas zu seinem Gehalt dazu. Das sei für manche ein Anreiz, eine Operation eher zu empfehlen, als abzulehnen.

Wie finde ich das richtige Krankenhaus?

Wenn es akut ist, haben Sie ohnehin keine Chance, die Wahl des Hauses zu beeinflussen. Sie sind abhängig vom diensthabenden Notarzt auf dem Rettungswagen. Der sortiert die Fälle vor und kennt seine Pappenheimer. Ein Notarzt, der sich in der Region auskennt, weiß genau, wo ein Unfallopfer gut aufgehoben ist, wo ein Herzinfarkt-Kandidat und wo ein Patient mit akutem Schlaganfall am besten versorgt wird. Diese Häuser fragt der Notarzt über die Notfallzentrale an. Er erhält dort Auskunft, ob er die ausgewählte Klinik anfahren kann oder ob sie sich aus irgendwelchen Gründen (Platzmangel, Ausbruch von Keimen, Unterbesetzung) abgemeldet hat.

Wenn Sie es mit einem medizinischen Problem zu tun haben, das nicht sofort behoben werden muss, sollten Sie es möglichst vermeiden, zur ersten Beratung in ein Krankenhaus zu gehen. Das Kerngeschäft der Kliniken ist Operieren. Die Wahrscheinlichkeit, dass Ihnen der Oberarzt in einem Gelenkzentrum eine OP für ihr schmerzendes Knie empfiehlt, ist höher als beim Hausarzt oder niedergelassenen Orthopäden – vorausgesetzt, er operiert nicht selbst. Haben Sie aber schließlich die Überweisung ins Krankenhaus in der Hand, stehen Sie vor dem Problem, welches Haus Sie auswählen sollen. Ihre Frage ist: Wo werde ich am besten beraten und operiert?

Viele Patienten argwöhnen, dass vor allem Privatkliniken Gewinnmaximierung betreiben. Die städtischen oder christlich getragenen Häuser halten dagegen viele für die »Guten« in dem Spiel. Es wird Sie nicht überraschen, dass es dazu keine gesicherten Zahlen gibt. Sicher ist, dass Privatkliniken Gewinne ausschütten müssen. Aber auch die christlichen Träger dürfen die Gewinne behalten (auch wenn sie natürlich betonen, dass sie diese Gelder an anderer Stelle wieder sozial einsetzen). Kommunale Kliniken dagegen sind oft weniger spezialisiert als private Träger und bieten eine breite Palette von Behandlungen an. Sie stopfen mit lukrativen Behandlungen gern die Löcher, die schlechter bezahlte Therapien reißen. Die Träger von kommunalen Häusern sind, wie zu vermuten, die Kommunen. Oft kommen sie ihrem Finanzierungsauftrag den Kliniken gegenüber nicht ausreichend nach. Daher müssen die Häuser »zuschießen«, wenn sie überleben wollen.

Patientenanwälte und Ärzte, die man unter vier Augen fragt, geben keinem Kliniktypus einen klaren Vorzug. Die wenigen publik gewordenen Skandale betreffen private wie kommunale Träger. – So einfach ist es schon mal nicht. Was also können Sie tun?

Erstens: Jeder Arzt sagt Ihnen das Gleiche, wenn Sie fragen, wie er sich eine Klinik aussucht: Niemals, wirklich niemals, ohne persönliche Empfehlung eines geschätzten Kollegen. Das ist natürlich für Nicht-Mediziner, die keine guten Kontakte zu Ärzten haben, deutlich schwieriger. Aber auch Sie können sich umhören: Fragen Sie als Erstes den Arzt, dem Sie am meisten vertrauen. Das kann Ihr Hausarzt oder auch ein Facharzt sein. In diesem Buch habe ich erklärt, dass niedergelassene Ärzte und Kliniken oft abhängig voneinander sind, dass es sogar vorkommt, dass Kliniken für überwiesene Patienten »Fangprämien« an den überweisenden Arzt zahlen. Das können Sie auch bei Ihrem Arzt nicht ausschließen. Fragen Sie daher am besten mehr als einen Arzt. Viel besser noch wäre ein befreundeter Arzt, der sich für Sie umhört. Unter Kollegen sprechen Mediziner offener.

Zweitens: Ich empfehle in jedem Fall die Qualitätsergebnisse der AOK (»QSR« für Qualitätssicherung mit Routinedaten). Die helfen Ihnen aber leider derzeit nur bei sechs Operationen weiter: bei der Entfernung von Blinddarm oder Gallenblase, bei Kniegelenk- und Hüftgelenkersatz sowie beim Bruch der Hüfte und dem geplanten therapeutischen Herzkatheter (ohne Herzinfarkt). Qualitätswerte zu Prostata-Eingriffen sollen im Herbst 2015 online gehen. Das macht insgesamt sieben Krankheitsbilder, zu denen Sie dann bewertete Kliniken finden.

Bei der Suche gehen Sie am besten folgendermaßen vor: Rufen Sie im Internet den AOK-Krankenhausnavigator auf: www.aok.de/krankenhausnavigator. Auf der ersten Seite müssen Sie Ihren Behandlungswunsch, den Startpunkt und den Umkreis der Suche eingeben (Abbildung 1). Wählen Sie den Umkreis nicht zu klein. Selbst wenn Sie am liebsten in der Umgebung bleiben würden, lohnt oft der Blick über den Tellerrand. Ich habe es schon oft erlebt, dass Klinik-Suchende einen längeren Anfahrtsweg gern in Kauf nehmen, wenn sie das Ausmaß der Qualitätsunterschiede sehen.

Der Navigator spuckt Ihnen dann Listen von Krankenhäusern aus. In der ganz rechten Spalte finden Sie die QSR-Gesamtbewertung der Kliniken in Form von Lebensbäumchen (Abbildung 2).

Drei Lebensbäumchen bedeuten: Diese Klinik gehört zu den besten 20 Prozent aller bewerteten Kliniken. Zwei Lebensbäumchen bedeuten, dass die Klinik zum großen Mittelfeld gehört. Ein Bäumchen heißt, dass die Klinik zu den schlechtesten 20 Prozent aller bewerteten Krankenhäuser gehört. Oben rechts auf der Website können Sie die Krankenhäuser sortieren. Zum Beispiel nach Entfernung oder nach der Gesamtbewertung.

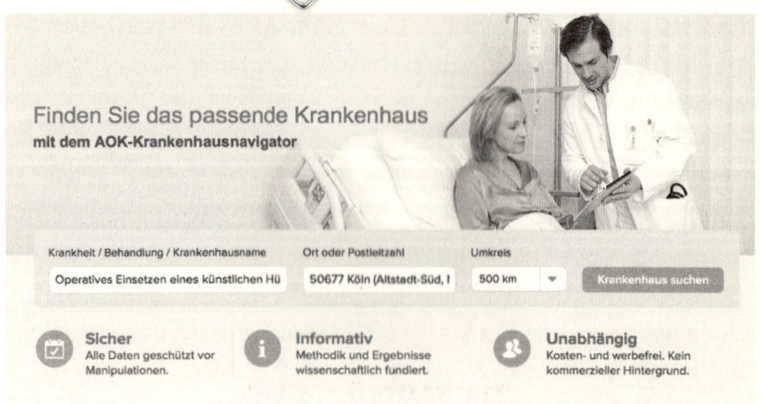

1 *AOK-Krankenhausnavigator, Startseite*

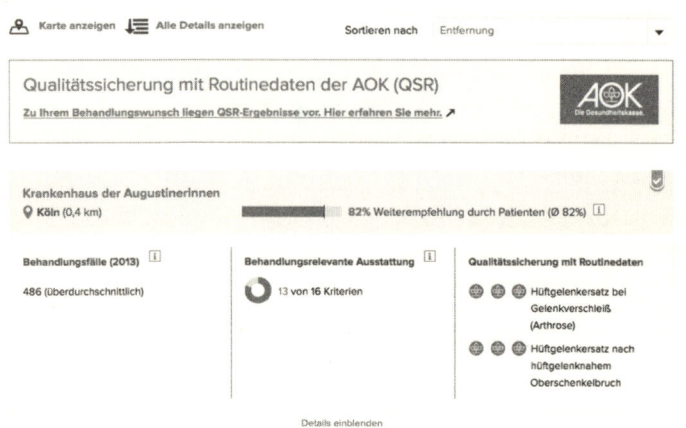

2 *Ergebnisseite mit Lebensbäumchen*

Aber Achtung: Wenn Sie nach Qualitätsdaten sortieren lassen, bekommen Sie irritierenderweise nicht die wirklich Besten sofort – sondern die guten in alphabetischer Reihenfolge. Das hat zur Folge, dass Sie die Besten in der Liste doch wieder suchen müssen. Hier fehlt es der Seite leider an Komfort und Benutzerfreundlichkeit. Wenn Sie wissen möchten, welche einzelnen Aspekte bewertet worden sind, um zu der Gesamtnote zu kom-

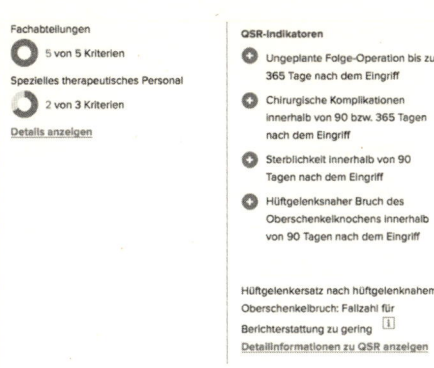

Fachabteilungen

⭘ 5 von 5 Kriterien

Spezielles therapeutisches Personal

◔ 2 von 3 Kriterien

Details anzeigen

QSR-Indikatoren

➕ Ungeplante Folge-Operation bis zu 365 Tage nach dem Eingriff

➕ Chirurgische Komplikationen innerhalb von 90 bzw. 365 Tagen nach dem Eingriff

➕ Sterblichkeit innerhalb von 90 Tagen nach dem Eingriff

➕ Hüftgelenksnaher Bruch des Oberschenkelknochens innerhalb von 90 Tagen nach dem Eingriff

Hüftgelenkersatz nach hüftgelenknahem Oberschenkelbruch: Fallzahl für Berichterstattung zu gering 🛈

Detailinformationen zu QSR anzeigen

3 Bewertung von Einzelaspekten

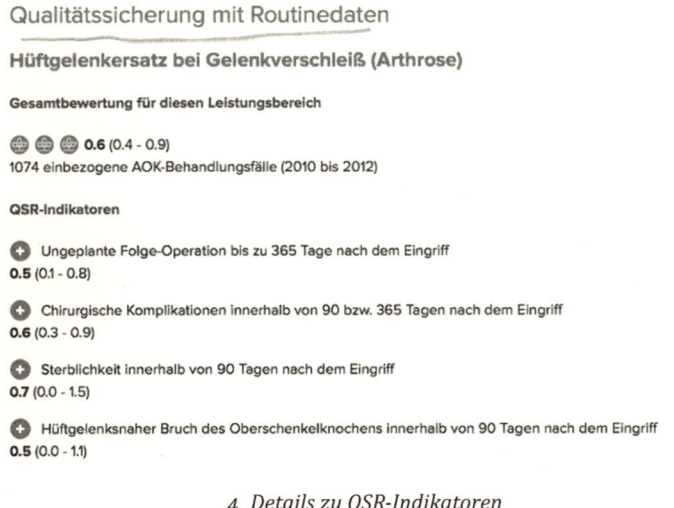

Qualitätssicherung mit Routinedaten

Hüftgelenkersatz bei Gelenkverschleiß (Arthrose)

Gesamtbewertung für diesen Leistungsbereich

😊 😊 😊 **0.6** (0.4 - 0.9)
1074 einbezogene AOK-Behandlungsfälle (2010 bis 2012)

QSR-Indikatoren

➕ Ungeplante Folge-Operation bis zu 365 Tage nach dem Eingriff
0.5 (0.1 - 0.8)

➕ Chirurgische Komplikationen innerhalb von 90 bzw. 365 Tagen nach dem Eingriff
0.6 (0.3 - 0.9)

➕ Sterblichkeit innerhalb von 90 Tagen nach dem Eingriff
0.7 (0.0 - 1.5)

➕ Hüftgelenksnaher Bruch des Oberschenkelknochens innerhalb von 90 Tagen nach dem Eingriff
0.5 (0.0 - 1.1)

4 Details zu QSR-Indikatoren

men, klicken Sie entweder ganz oben auf »Alle Details anzeigen«
oder unterhalb der Klinikübersicht auf »Details einblenden«.

Beim Einsatz von künstlichen Hüftgelenken beispielsweise
finden Sie die Bewertung von vier Einzelaspekten: ungeplante
Folgeoperationen, chirurgische Komplikationen, Sterblichkeit
und Oberschenkelhalsbruch. In die Bewertungen fließen sowohl
Probleme ein, die schon in der Klinik aufgetreten sind, als auch

Komplikationen, die sich erst nach der Entlassung entwickelt haben. Die AOK-Mitarbeiter schauen sich die Informationen zu ihren Versicherten bis zu 365 Tage nach dem Eingriff an. Die Symbole sind leicht zu interpretieren: Ein Plus bedeutet »überdurchschnittlich gut«, ein Kreis »durchschnittlich«, ein Minus »unterdurchschnittlich« (Abbildung 3).

Wer noch mehr wissen will, kann sich auch noch »Details zu QSR-Indikatoren« anzeigen lassen. Dort wird pro Aspekt ein sogenannter »SMR-Wert« (für »Standard Mortality Rate« oder »Standard Morbidity Rate«) angegeben (Abbildung 4).

Diese Werte verwirren zunächst, sind aber relativ einfach zu verstehen. Ich erkläre das am besten an einem Beispiel. Die angezeigte Klinik (Abbildung 4) hat eine Gesamtbewertung von 0,6, bezogen auf einen Referenzwert von 1. Dabei ist 1 der Wert, der für diese Klinik zu erwarten gewesen wäre. Das wird kompliziert ausgerechnet: Zum einen spielt der Durchschnitt aller Kliniken eine Rolle, zum anderen werden Alter, Geschlecht und Vorerkrankungen der Patienten, die in diesem Krankenhaus behandelt worden sind, berücksichtigt. Jedes Ergebnis unter 1 heißt: besser als erwartet; Ergebnisse über 1: schlechter als erwartet. Der Wert 0,6 bedeutet, dass in dem entsprechenden Beobachtungszeitraum in der Klinik nur 60 Prozent der Probleme aufgetreten sind, die eigentlich zu erwarten gewesen wären. Die Zahlen in Klammern hinter dem Wert geben übrigens den sogenannten Vertrauensbereich an. Das genau zu erklären führt an dieser Stelle zu weit. Nur so viel: Es geht bei diesen Zahlen darum, wie wahrscheinlich es ist, dass diese statistisch ermittelten Qualitätsergebnisse auch zutreffen. Grundsätzlich gilt: Je mehr Eingriffe in einer Klinik untersucht wurden, desto solider ist das Ergebnis. Wichtig für Sie ist: Die Kliniken, bei denen schon besonders viele Eingriffe komplikationslos verlaufen sind, bekommen das dritte Lebensbäumchen.

Drittens: Wenn es für Ihre Krankheit QSR-Bewertungen gibt – gut. Wenn nicht, haben Sie nicht mehr viele Möglichkeiten, solide Daten für Ihre Krankenhauswahl aufzutreiben. Die sogenannten »strukturierten Qualitätsberichte«, die vom Gesetzgeber von den Kliniken erzwungen werden, geben trotz großen Umfangs wenig verlässliche Informationen her. Ich habe in diesem Buch ausführlich erklärt, warum. Für den Laien sind die Berichte zudem schwer verständlich. Die Fallzahlen im »Anhang B« gehören zu den interessantesten Informationen eines solchen Berichtes. Sie geben Aufschluss über folgende Frage: Wie viele von welchen Operationen oder sonstigen Therapien hat das Krankenhaus in dem Berichtsjahr durchgeführt? Ich würde lieber in ein Krankenhaus A gehen, das einen Eingriff 500-mal im Jahr macht, als in ein Haus B, das gerade 15-mal im Jahr »übt«. Menge an sich ist natürlich kein absolut verlässliches Auswahlkriterium für eine Klinik. Es könnte ja theoretisch sein, dass Klinik A ungeübte und dauernd wechselnde Operateure hat und pro Jahr 500 schlechte OPs macht, während im Haus B ein begnadeter Chirurg steht, der hervorragende Ergebnisse erzielt. Trotzdem ist die Wahrscheinlichkeit hoch, dass Klinik A besser auf Ihre OP eingerichtet ist, dass sie eine besser spezialisierte Infrastruktur hat, die Abläufe effizienter organisiert und Operateure beschäftigt, die jede Finesse der OP beherrschen und Komplikationen früher erkennen als ungeübtere Kollegen.

Thomas Mansky von der TU Berlin konnte für viele Eingriffe nachweisen, dass das Risiko zu sterben in Kliniken mit hohen Fallzahlen deutlich kleiner ist. Zum Beispiel bei der Entfernung der Bauchspeicheldrüse: In Kliniken, die diese OP nur selten machten, lag die Wahrscheinlichkeit zu sterben 34 Prozent *über* dem Bundesdurchschnitt. In Krankenhäusern, in denen viele Bauchspeicheldrüsen-Entfernungen gemacht wurden, sank das Risiko auf 27 Prozent *unter* dem Bundesdurchschnitt. Noch massiver war der Unterschied bei der Implantation von Hüftgelenken: Häuser mit vielen Fällen hatten eine Todesrate, die nur halb so hoch war wie der Bundesdurchschnitt. In Häusern mit wenigen Fällen kletterte die Mortalitätsrate auf 60 Prozent über dem Bundesdurchschnitt. Sehr ähnlich waren die Werte für Kniegelenkimplantationen[50] – wobei die Todesraten bei diesen beiden Prothesen-Operationen, anders als bei der Bauchspeicheldrüsen-OP, ohnehin sehr gering sind.

Wenn Sie die Fallzahlen mehrerer Kliniken vergleichen wollen, hilft Ihnen in vielen Fällen die »Weiße Liste«, in der die Informationen der Qualitätsberichte eingearbeitet sind. Wenn Sie das Glück haben, dass die bei Ihnen geplante Operation von der gesetzlichen Qualitätssicherung erfasst wird, können Sie sich eine Liste von Kliniken erstellen, die Ihre OP anbieten. Die Anzahl der Fälle steht dann schön übersichtlich untereinander. Sie können direkt über die »Weiße Liste« recherchieren *(www.weisse-liste.de)* oder das Portal der AOK nutzen. Das hat den Vorteil, dass die QRS-Daten der AOK gleich mit angezeigt werden, sofern welche vorhanden sind.

Wenn Sie sich eine Klinikliste anzeigen lassen möchten, werden Sie – wie bei der QSR-Datenrecherche – zuvor gebeten, Ihren Wohnort anzugeben und den Radius, in dem Sie suchen möchten. Wie oben bei den QSR-Werten gilt: Wählen Sie diesen Radius nicht zu klein. Für eine gute, spezialisierte Klinik lohnt eine Anfahrt von ein paar Hundert Kilometern allemal. Die Versorgung weitab vom Wohnort scheuen viele Patienten ohne Grund. Sie ist in vielen Fällen weniger aufwendig, als die meisten glauben. Beispiel Hüft-OP: Im Anschluss ist immer eine Reha fällig. Der soziale Dienst im Krankenhaus organisiert für Sie, dass Sie direkt von der Klinik zum Reha-Zentrum transportiert werden. Sie haben also weder die Planung noch die Kosten zu schultern.

Sobald Sie die OP und das Suchgebiet festgelegt und auf »Suchen« gedrückt haben, erscheint die Liste, aus der die Eingriffszahlen pro Klinik hervorgehen. Dabei steht auch, ob diese

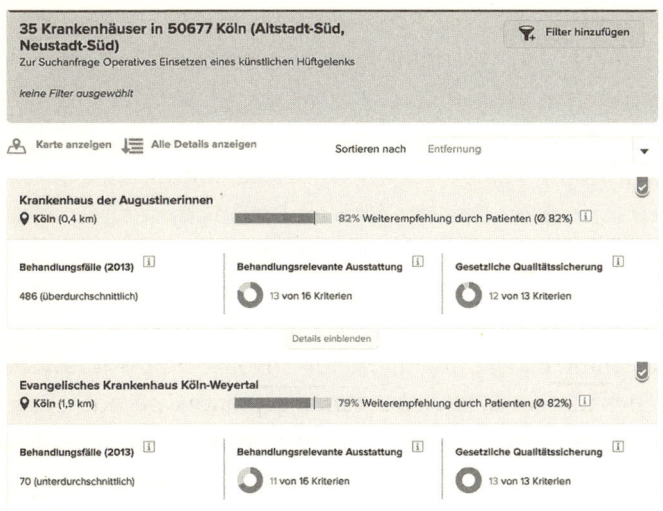

5 *Weiße Liste, Eingriffszahlen pro Klinik*

Zahlen unterdurchschnittlich, durchschnittlich oder überdurchschnittlich sind (Abbildung 5).

Ein kleiner praktischer Hinweis noch für Ihre Suche in der »Weißen Liste«: Wenn Sie die Seite aufrufen, egal ob direkt über die »Weiße Liste« oder über das AOK-Portal, finden Sie unter der Überschrift »Ihr Krankenhausaufenthalt« eine gute Checkliste für den Fall, dass sie ins Krankenhaus müssen. Die Liste hilft Ihnen, alles einzupacken, was Sie in der Klinik brauchen, und erinnert Sie außerdem daran, was Sie zu Hause erledigen sollten, bevor Sie aufbrechen.

Viertens: Außer den QSR-Werten und den Fallzahlen aus den Qualitätsberichten gibt es noch die Bewertungen der Initiative Qualitätsmedizin, IQM. Die rund 200 deutschen Mitgliedskliniken veröffentlichen freiwillig Daten zur Qualität ihrer Behandlung. Diese Daten kann man gesammelt auf der Webseite der IQM einsehen: *www.initiative-qualitaetsmedizin.de/wir-uber-uns/mitgliedskliniken/?view=list.* Die Informationen sind für

Fachleute interessant, für Patienten aber nicht gut genug aufbereitet. Sie können die Kliniken nicht direkt in einer Tabelle vergleichen, sondern müssen pro Klinik jeweils ein Qualitätsdokument öffnen und die Werte, die Sie interessieren, herausschreiben. Hinzu kommt, dass die Bewertung der Informationen nicht ganz einfach ist. Was man als Patient trotz allem mitnehmen kann: Die 200 IQM-Kliniken stehen für mehr Transparenz. Sie trauen sich, Daten herauszugeben, die andere zurückhalten. Als IQM-Mitglieder nehmen sie außerdem an sogenannten »Peer-Reviews« teil. Sie erlauben Fremden also Einblicke in Patientenakten und interne Abläufe und lassen sich ihre Stärken und Schwächen aufzeigen. In vielen Kliniken führt das nach und nach zu Verbesserungen. Mir persönlich flößt das Vertrauen ein.

Soll ich mich operieren lassen?

Bei akuten Problemen stellt sich die Frage nicht. Bei allen anderen Eingriffen, den sogenannten »Wahl-Operationen« oder auch »elektiven Eingriffen«, gilt: Es gibt keinen Grund zur Eile. Selbst wenn Krebs diagnostiziert wurde, kommt es in der Regel nicht auf eine Woche an. Gehen Sie zur Klinik Ihrer Wahl, und hören Sie, was der Arzt Ihnen vorschlägt. Nehmen Sie, wenn möglich, jemanden mit, dem Sie vertrauen. Ideale Begleitpersonen sind Ärzte und Menschen aus anderen medizinischen Berufen wie Kranken- und Altenpfleger, Physiotherapeuten oder medizinisch-technische Assistenten (MTAs). Gut sind auch Naturwissenschaftler. Sie sind es gewohnt, sich komplexe Sachverhalte anzueignen, und können auch bei der Suche nach verlässlichen Studien zu Ihrer Krankheit helfen. Falls es solche Personen in ihrem Umfeld nicht gibt, suchen Sie sich einfach einen aufmerksamen Zuhörer. Bitten Sie denjenigen darum, Notizen von den Gesprächen zu machen. Sie werden sich wundern, was Sie alles nicht hören, wenn Sie nervös sind. Geben Sie Ihrem Begleiter auch unbedingt die Lizenz zum Fragenstellen. Sie glauben gar nicht, was Sie alles vergessen zu fragen. – Machen Sie sich übrigens keine Gedanken darüber, wie es bei dem Arzt ankommt, wenn Sie in Begleitung auftauchen. Das wird immer üblicher. Bei schweren Erkrankungen kommt es häufig vor, dass (gute) Ärzte vor dem ersten Gespräch von sich aus anregen, dass Sie jemanden mitbringen. Es hilft letztlich allen.

Ärzte sagen manchmal Dinge wie: »Das kann man gut bei Ihnen machen.« Oder: »Der Eingriff XY ist bei Ihnen durchaus indiziert.« Dahinter verbergen sich sogenannte »relative Indikationen«. Das heißt: Man kann. Man muss aber nicht. Fragen Sie gezielt nach:

- Ist die Operation unbedingt nötig?
- Was bringt die Operation genau? Wie sehr wird sich meine Situation durch die OP verbessern?
- Welche Komplikationen können auftauchen?
- Ist der erwartete Nutzen es wert, dass ich die Risiken auf mich nehme?
- Gibt es Alternativen ohne Operation?
- Würden Sie sich in meiner Situation operieren lassen? (Oder: Würden Sie die Operation auch Ihrer Frau/Ihrem Mann/Ihren Kindern empfehlen?)

Seien Sie misstrauisch, wenn ein Arzt überzogene Erwartungen weckt. Eine Operation ist keine Autoreparatur. Gerade wenn es um das Operieren von Verschleißerscheinungen geht, sollten Sie sich von einem gesunden Realismus leiten lassen. Ein neues Kniegelenk bleibt ein Fremdkörper in Ihrem Bein. Viele Menschen haben Probleme damit. Dasselbe gilt für Hüftprothesen und in noch größerem Maß für Implantate im Rücken. Auch das Bagatellisieren von Operationen sollte Sie vorsichtig werden lassen. Gallenblase, Prostata oder Gebärmutter entfernen, Kaiserschnitte oder Arthroskopien des Kniegelenks sind für einen Chirurgen kleine Eingriffe, die praktisch kein Risiko haben. Für *ihn*. Die Wahrscheinlichkeit, dass Sie ihm bei der Narkose »wegbleiben« oder dass es schwere chirurgische Komplikationen gibt, ist verschwindend gering. Der Standard in deutschen Operationssälen ist hoch. Für *Sie* aber hat der Eingriff womöglich trotzdem weitreichende Folgen, wenn Sie wieder zu Hause sind. Über den Nutzen einiger Operationen gibt es inzwischen gute Studien. Die meisten bekommt man leider nur auf Englisch. Der Inhalt ist für Laien außerdem oft viel zu komplex. Für einige Operationen gibt es Abhilfe auf der Internetseite *www.gesundheitsinformation.de*. Verantwortlich für die Seite ist das Institut für Qualität und Wirtschaftlichkeit im Gesundheitswesen (IQWiG). Internationale Studien zu lesen und zu bewerten gehört zu den Hauptaufgaben der Mitarbeiter des Instituts, auf *www.gesundheitsinformation.de* fassen sie wichtige Studienergebnisse leicht verständlich zusammen. Beim Achillessehnenriss zum Beispiel verweist die Seite auf eine aussagekräftige Studie und erklärt, was dabei herauskam: Einen Achillessehnenriss kann man operieren oder mit einem Gips ruhigstellen. Bei Nicht-Operierten ist die Wahrscheinlichkeit, dass die Sehne erneut reißt, etwas höher: Bei zwölf von 100 Patienten reißt sie noch einmal. In der Gruppe der Operierten riss nur bei fünf von 100 Patienten die Sehne ein zweites Mal. Dafür war bei den Operierten die Rate der Komplikationen deutlich höher: 29 von 100 Operierten hatten Infektionen oder Verwachsungen nach dem Eingriff. Bei den Nicht-Operierten waren es nur acht von 100. Auf Grundlage solcher Informationen können Sie sich selbst ein Bild vom Nutzen und von den Risiken einer Operation machen. Lassen Sie sich dafür Zeit.

Zudem sollten Sie unbedingt eine zweite Meinung einholen. Das mag Sie Kraft kosten, je kränker Sie sind, desto mehr. Aber eine zweite Meinung kann Folgen für Ihr gesamtes weiteres Leben haben. Zwei Beispiele:

Eine Fünfzigjährige hat mit einem akuten Bandscheibenvorfall zu kämpfen. Sie geht zu ihrem Orthopäden, der sie in das Kreiskrankenhaus überweist. Die Ärzte dort empfehlen, sofort zu operieren. Dann sei sie schnell wieder fit. Als sie Freunden von der bevorstehenden Operation erzählt, raten die ihr, bei einem niedergelassenen Orthopäden eine zweite Meinung einzuholen. Dieser Arzt operiert nicht selbst und arbeitet mit Schmerz- und Physiotherapeuten zusammen. Nach sechs Wochen Schmerz- und Bewegungstherapie ist die Frau wieder fit, ohne OP.

Ein älterer Herr erkrankt an Kehlkopfkrebs. Er lässt sich in der nahe gelegenen Uniklinik beraten. Seine Tochter, die eine medizinische Ausbildung hat, begleitet ihn. Der behandelnde Arzt ist freundlich und sympathisch. Er nimmt sich viel Zeit und empfiehlt mehrere Operationen über die nächsten Monate. Der schwer kranke Mann fühlt sich in der Klinik sehr wohl. Seine Tochter aber ist skeptisch. Sie weiß, was der Rat des Arztes bedeutet: Ihr Vater wird in seiner verbleibenden Zeit kaum aus dem Krankenhaus herauskommen und viele belastende Prozeduren über sich ergehen lassen müssen. Und sie weiß noch etwas, was der Arzt nicht deutlich zum Ausdruck bringt: Keine Operation der Welt wird ihren Vater noch retten. Er wird sterben. Sie drängt ihn, sich in einer weit entfernten Uniklinik eine zweite Meinung einzuholen. Die Klinik ist ihr von Kollegen empfohlen worden. Der Chefarzt dort spricht gar nicht von Operieren. Er bindet den Kranken und seine Familie in ein Palliativ-Programm ein. Das ist ein Therapie-Programm, das keine Heilung mehr zum Ziel hat, sondern Schmerzlinderung und Erhaltung der Lebensqualität über einen möglichst langen Zeitraum. Der Mann verbringt noch 18 Monate zu Hause. Er stirbt im Kreis seiner Familie. So wie er es sich gewünscht hat.

Das Einholen einer zweiten Meinung ist kein Vertrauensbruch gegenüber dem Arzt, sondern Ihr gutes Recht. Reagiert ein Arzt darauf verschnupft, hält er sich offensichtlich für einen Gott in Weiß, der niemals irrt. Oder aber er braucht Sie in seinem OP-Katalog. Auf jeden Fall aber spricht er Ihnen das Recht ab, sich eine eigene Meinung zu bilden. Alle drei Punkte sind Gründe, sich von dem Arzt zu trennen. Das weiß der Arzt eigentlich auch. Wenn Sie sich aufgerafft haben, eine weitere Meinung einzuholen, tun Sie das nicht in derselben Klinik. Das ist sinnlos. Dort gibt es eine bestimmte Hauspolitik, die vom Chefarzt und/ oder von der Finanzabteilung vorgegeben ist. Die allermeisten Ärzte werden es nicht wagen, aus diesem Rahmen auszubrechen.

Wenn es nicht um schwere Erkrankungen wie Krebs, sondern eher um Verschleißerscheinungen oder andere kleinere Probleme geht: Suchen Sie für eine Zweitbegutachtung nach jemandem, der selbst keine Operationen durchführt, also nichts daran verdient, wenn Sie operiert würden. Solche Mediziner finden Sie leichter im niedergelassenen Bereich als in Krankenhäusern.

Beispiel: Sie gehen mit Rückenschmerzen in eine Klinik, die auf Rückenoperationen spezialisiert ist. Die Wahrscheinlichkeit, dass man Ihnen dort eine OP empfiehlt, ist relativ hoch. Die zweite Meinung sollte nicht von einem vergleichbaren Zentrum kommen, sondern zum Beispiel von einem niedergelassenen Orthopäden, der auf sogenannte »konservative« Verfahren spezialisiert ist. Das sind Verfahren, die ohne Skalpell auskommen. Rufen Sie ruhig auch bei Ihrer Krankenkasse an, und fragen Sie, ob sie Ihnen jemanden nennen kann. Die Techniker Krankenkasse bietet zum Beispiel einen Zweitmeinungs-Service per Telefon.[51] Die Barmer GEK tut dies ebenfalls, allerdings nur bei Rückenoperationen. Einige andere Krankenkassen arbeiten mit Medexo zusammen, einem Zweitmeinungs-Dienst im Internet, hinter dem zahlreiche Fachärzte stehen.[52] Patienten, die eine Krebsdiagnose bekommen, finden hervorragende Ansprechpartner für viele Sorgen rund um Operation und Therapie beim Krebsinformationsdienst der Deutschen Gesellschaft für Krebsforschung (DKFZ). Es gibt eine gute Seite im Internet und eine Telefon-Hotline.[53]

Wenn Sie einen niedergelassenen Arzt um eine Zweitmeinung bitten, sollten Sie darauf achten, dass er möglichst weit von der Klinik entfernt praktiziert, in der Sie die Empfehlung zur OP erhalten haben. Gehen Sie also nicht in das gleich angrenzende Ärztehaus. Damit sinkt das Risiko, dass die Meinung des Arztes möglicherweise dadurch korrumpiert ist, dass er von der Klinik Geld für Überweisungen bekommt. Selbst wenn kein Geld im Spiel ist, bestehen möglicherweise Verbindungen anderer Art zwischen der Klinik und der nahe gelegenen Arztpraxis. Vielleicht übernimmt der Kollege in vielen Fällen die Nachsorge für die Klinik. Auch dann wird er einen weniger objektiven Blick auf Ihre Operationsempfehlung haben als ein Arzt, der mit der Klinik nichts zu tun hat.

Grundsätzlich gilt: Überstürzen Sie nichts. Der Wunsch, Schmerzen loszuwerden und schnell wieder fit zu sein, ist verständlich. Aber viele Probleme verschwinden wieder von allein. Es gibt einen Witz, der unter Medizinern kursiert: Was ist die erfolgreichste Rückenklinik? Die mit den längsten Wartelisten.

Nachwort

In den letzten Jahren hat sich in meinem Freundes- und Kollegenkreis herumgesprochen, dass ich in das Bergwerk unseres Gesundheitssystems hinabgestiegen bin. Und dass ich von dort mit immer neuen Geschichten ans Tageslicht zurückgeklettert bin und mir verwundert die Augen gerieben habe. Häufig wurden mir zwei Fragen gestellt.

Die erste lautete: Was hat dich am meisten erschreckt? Nach Abschluss des Buches ist mir klar geworden, dass sich das im Laufe der Recherche gewandelt hat.

Am Anfang haben mich vor allem die Berichte der Patienten und Ärzte entsetzt. Es waren die konkreten Details, die mich tagelang beschäftigt haben: Die Geschichte von Karl, dem das Bein aufgeschnitten, Knochen abgesägt und eine Prothese eingesetzt wurde – obwohl das gar nicht nötig war. Die Schilderungen von Paul Brandenburg, dass ihm als diensthabendem Notarzt aufgetragen wurde, dafür zu sorgen, dass keine Herzkatheterplätze leer stehen. Der Bericht von Michael Scheele darüber, wie schwierig es manchmal ist, eine Frühgeburt zu verhindern. Und zwar nicht nur aus medizinischen Gründen – sondern auch weil Frühgeburten für Krankenhäuser extrem lukrativ sind. Vor Jahren habe ich selbst vier Wochen auf einer Station gelegen, auf der Schwangere betreut werden, bei denen Frühgeburten drohen. Neben mir lag lange Zeit eine Frau aus dem Kongo. Ihre große Familie stellte sich jede Woche im Kreis um ihr Bett auf und hielt einen Gottesdienst ab. Im selben Takt, auch jede Woche, erschienen die Ärzte zur großen Visite und gratulierten der Frau zur weiteren vollendeten Schwangerschaftswoche. Mir war damals nicht klar, dass wir uns auf einer Insel der Glückseligen befanden: in einer Klinik, die so viele

Frühgeburten betreute, dass es dort finanziell auf eine oder zwei mehr nicht ankam. Die Geschichte von Michael Scheele traf mich deshalb ganz besonders und ganz persönlich. Trotzdem hat sich auch dieser Schrecken relativiert, als ich begriffen habe, dass das alles keine Einzelfälle sind, die von einzelnen bösen Ärzten verantwortet werden. Die Jagd auf operierbare Patienten wird nach außen hin von den meisten Parteien im Gesundheitssystem vehement bestritten. In den Krankenhäusern selbst aber hat sie nichts Heimliches. Sie ist durchorganisiert und softwareunterstützt. Sie sorgt für Nachschub, wo die Firma es braucht. Diese Maschinerie beruht auf Gesetzen, die dafür geschaffen wurden, dass der Markt der Gesundheitsversorgung floriert. So ist ein gewaltiges, komplexes, sich selbst tragendes System von höchster Wirtschaftskraft entstanden – in dem Sie und ich keine Lobby haben. Patienten haben keine Lobby. Das ist es, was mich heute, nach über drei Jahren Recherche im Gesundheitswesen, am meisten erschreckt.

Die zweite Frage, die mir oft gestellt wurde, lautet: Lohnt es sich, das alles zu wissen? Letztlich kann man ja doch nichts ändern, oder? Eine schwierige Frage, die ich trotzdem mit Ja beantworte.

Natürlich, die Strukturen unseres Gesundheitssystems – einigermaßen – klar zu überschauen hat Folgen. Wenn ich in Krankenhäusern oder in Arztpraxen bin, höre und sehe ich mehr. Ich bin immer in Habacht-Stellung. Ich bin nicht mehr bereit, jedem Arzt mein Vertrauen zu schenken. Ich sehe keinen Arzt mehr einfach als Person, die mir sympathisch oder unsympathisch ist. Ich sehe sie oder ihn eingebunden in das Räderwerk des gesamten Systems. Das beschert mir unschöne Momente voller Zweifel. Es bringt mir auch einiges an Arbeit ein. Ich brauche oft eine Woche oder zwei, um für mich oder Freunde und Bekannte eine Therapie-Option auszusuchen oder abzulehnen. Ich schaue in den IGeL-Monitor,[54] suche bei *www.gesundheitsinformation.de*, rufe mehrere Ärzte an. Es gibt Momente, in denen ich meine erlernte Vorsicht zum Teufel wünsche. Aber bisher hat sich herausgestellt, dass sie mich schützt. Wissen ist Macht. In diesem Fall die Macht, Verantwortung für meine eigene Gesundheit zu übernehmen.

Dieses Wissen schafft aber auch im größeren Kontext Chancen. Wenn Sie dieses Buch mit all seinen unschönen Wahrheiten hinter sich gebracht haben, haben Sie das Rüstzeug, um Gesetze, politische Debatten und Entscheidungen anders einzuordnen. Sie haben damit sicher an Sorglosigkeit verloren, dafür aber ein Stück Kontrolle gewonnen.

Für mich persönlich ist das keine Frage: Das lohnt sich.

Anmerkungen

1 Ankit Kumar/Michael Schoenstein,»OECD Health Working Paper No. 64: Managing Hospital Volumes. Germany and Experiences from OECD Countries«, April 2013.

2 https://faktencheck-gesundheit.de/die-faktenchecks/fakten-check-regionale-unterschiede, zuletzt aufgerufen am 15. 5. 2015.

3 Barmer GEK Report Krankenhaus 2010, S. 186.

4 Ebd., S. 177f.

5 Boston Consulting Group,»Qualitätswettbewerb – Chancen für Deutschlands Gesundheitssystem«, Berlin 2013, S. 6.

6 Robert M. Pearse et al.,»Mortality after Surgery in Europe: A 7 Day Cohort Study«, in: The Lancet 380 (2012), S. 1059–1065.

7 A. Gottschalk et al.,»Is Anesthesia Dangerous?«, in: Deutsches Ärzteblatt International 108, 27 (2011), S. 469–74.

8 J. H. Schiff et al.,»Major incidents and complications in otherwise healthy patients undergoing elective procedures: results based on 1.37 million anaesthetic procedures«, in: British Journal of Anaesthesia 113, 1 (2014), S. 109–121.

9 M. B. Hamel et al.,»Surgical Outcomes for Patients Aged 80 and Older. Morbidity and Mortality from Major Noncardiac Surgery«, in: Journal of the American Geriatrics Society 53 (2005), S. 424–429.

10 H. S. Kazaure et al.,»Association of Postdischarge Complications With Reoperation and Mortality in General Surgery«, in: Archives of Surgery 147, 11 (2012), S. 1000–1007.

11 M. C. Desciak et al.,»Perioperative Pulmonary Embolism. Diagnosis and Anesthetic Management«, in: Journal of Clinical Anesthesia 23 (2011), S. 153–165.

12 J. M. Blum et al.,»Preoperative and Intraoperative Predictors of Postoperative Acute Respiratory Distress Syndrome in a General Surgical Population«, in: Anesthesiology 118 (2013), S. 19–29.

13 Ebd.

14 M. Behnke et al., »Nosocomial Infection and Antibiotic Use. A Second National Prevalence Study in Germany«, in: *Deutsches Ärzteblatt International* 110, 38 (2013), S. 629.

15 ECDC, »Annual Epidemiological Report. Antimicrobial Resistance and Healthcare-associated Infections«, 2014, S. 17.

16 M. K. Diener et al., »Effectiveness of triclosan-coated PDS Plus versus uncoated PDS II sutures for prevention of surgical site infection after abdominal wall closure. The randomised controlled PROUD trial«, in: *The Lancet* 384 (9938), S. 142–152.

17 Behnke, Nosocomial Infection, S. 629.

18 G. L. Fricchione et al., »Treatment in Psychiatry. Postoperative Delirium«, in: *American Journal of Psychiatry* 165 (2008), S. 7.

19 Hamel, Surgical Outcomes, S. 424.

20 Kumar/Schoenstein, OECD Health Working Paper No. 64.

21 K. D. Bussmann, »Unzulässige Zusammenarbeit im Gesundheitswesen durch ›Zuweisungen gegen Entgelt‹«. Ergebnisse einer empirischen Studie im Auftrag des GKV-Spitzenverbandes, Martin-Luther-Universität Halle-Wittenberg, Economy & Crime Research Center, Berlin 2012.

22 www.mydrg.de/forum/index.php?page=Thread&postID=73785, zuletzt aufgerufen am 21. 5. 2015.

23 V. S. Periyakoil et al., »Do Unto Others: Doctors' Personal End-of-Life Resuscitation Preferences and Their Attitudes toward Advance Directives«, in: PLOS ONE 9, 5 (2014), e98246.

24 M. Schiltenwolf et al., »Der Arzt als (fiktiver) Patient. Zur Akzeptanz von orthopädischen Wahleingriffen«, in: *MedR 9* (1994), S. 359–362.

25 www.aerzteblatt.de/nachrichten/53212/45-Prozent-der-Chefarzt-bezuege-variabel, zuletzt aufgerufen am 21. 5. 2015.

26 Kienbaum Consultants International GmbH, Vergütungsreport »Ärzte, Führungskräfte und Spezialisten in Krankenhäusern 2013«.

27 C. Reimer et al., »Suizidalität im Urteil von klinisch tätigen Ärzten«, in: *Nervenarzt* 57 (1986), S. 100–107.

28 *Deutsches Ärzteblatt*, Jg. 109, Heft 31–32, 6. August 2012.

29 www.hna.de/lokales/goettingen/keine-bedenken-gegen-bonus-geld-3324708.html, zuletzt aufgerufen am 21. 5. 2015.

30 M. Neumann et al.,»Empathy Decline and Its Reasons: A Systematic Review of Studies With Medical Students and Residents«, in: *Academic Medicine* 86, 8 (2011), S. 996–1009.

31 B. J. Moseley et al.,»A Controlled Trial of Arthroscopic Surgery for Osteoarthritis of the Knee«, in: *The New England Journal of Medicine* 347, 2 (2002), S. 81–88.

32 C. P. Adams/V. V. Brantner,»Estimating the Cost of New Drug Development. Is It Really 802 Million Dollars?«, in: *Health Affairs (Millwood)* 25, 2 (2006), S. 420–428.

33 www.vdgh.de/media/file/2004.gemeinsame-pm_mp-rechtsrahmen.pdf, zuletzt aufgerufen am 21. 5. 2015.

34 www.publications.parliament.uk/pa/cm201213/cmselect/cmsctech/writev/163/m08.htm, zuletzt aufgerufen am 21. 5. 2015.

35 Deborah Cohen,»How a Fake Hip Showed Up Failings in European Device Regulation«, in: *British Medical Journal* 345 (2012), e7090.

36 Richtlinie 93/42/EWG des Rates vom 14. Juni 1993 über Medizinprodukte, Anhang X, Absatz 1.1a.

37 Richtlinie 93/42/EWG des Rates vom 14. Juni 1993 zur Angleichung der Rechtsvorschriften der Mitgliedstaaten über aktive implantierbare medizinische Geräte. Anhang X, Absatz 2.3.1.

38 A. von Brandt et al.,»Schund mit Siegel«, in: *Der Spiegel* 3/2012, S. 40–43.

39 D. Grob et al.,»Clinical Experience With the Dynesys Semirigid Fixation System for the Lumbar Spine«, in: SPINE 30, 3 (2005), S. 324–331.

40 www.dartmouth-hitchcock.org/medical-information/decision_aid_library.html, zuletzt aufgerufen am 21. 5. 2015.

41 www.g-ba-qualitaetsberichte.de.

42 www.weisse-liste.de.

43 H. D. Hummler / C. Poets,»Mortalität sehr unreifer Frühgeborener. Erhebliche Diskrepanz zwischen Neonatalerhebung und amtlicher Geburten-/Sterbestatistik«, in: *Zeitschrift für Geburtshilfe und Neonatologie* 215 (2011), S. 10–17.

44 www.wpk.org/quarterly/einzelartikel/datenfriedhoefe-in-dermedizin.html, zuletzt aufgerufen am 21. 5. 2015.

45 M. R. Chassin, »Achieving and Sustaining Improved Quality. Lessons from New York State and Cardiac Surgery«, in: *Health Affairs* 21, 4 (2002), S. 40–51.

46 www.initiative-qualitaetsmedizin.de/wir-uber-uns/mitgliedskliniken/?view=list, zuletzt aufgerufen am 15. 5. 2015.

47 http://weisse-liste.krankenhaus.aok.de, zuletzt aufgerufen am 15. 5. 2015.

48 www.aerzteblatt.de/nachrichten/62613/Hecken-Pay-for-Performance-funktioniert-nicht, zuletzt aufgerufen am 21. 5. 2015.

49 M. Porter/C. Guth, *Chancen für das deutsche Gesundheitssystem. Vom Partikularinteresse zu mehr Patientennutzen*, Berlin/Heidelberg 2012.

50 Gespräch mit Thomas Mansky über unveröffentlichte Studie.

51 Telefonnummer: 040/8550 60 60 08.

52 www.medexo.com.

53 www.krebsinformationsdienst.de.

54 www.igel-monitor.de.

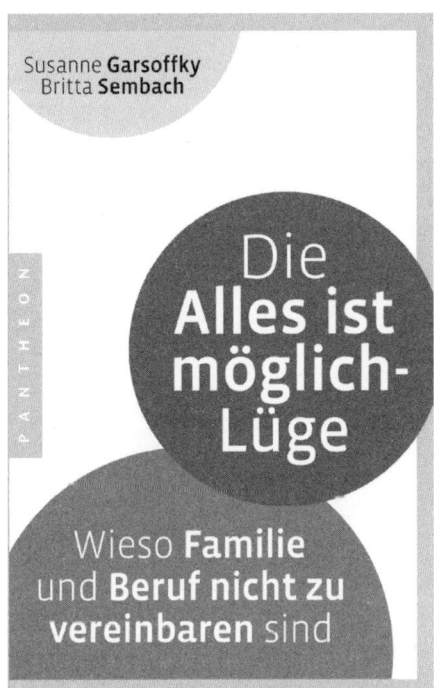

Susanne **Garsoffky**
Britta **Sembach**

PANTHEON

Die
Alles ist möglich-Lüge

Wieso **Familie**
und **Beruf nicht zu**
vereinbaren sind

ISBN 978-3-570-55252-0, 256 S., € 17,99 [D]

»Beruflicher Erfolg macht glücklich« und »Die
Zukunft ist weiblich«. So tönt es uns allerorten
entgegen. Wer das nicht glauben mag, weil er
gegen den alltäglichen Wahnsinn kämpft, den
der Versuch, Familie und Beruf unter einen Hut
zu kriegen, mit sich bringt, dem wird gerne mit
einem Killerargument begegnet: »Das ist doch
alles nur eine Frage der Organisation«. Susanne
Garsoffky und Britta Sembach entlarven diese
Sätze als die Lügen, die sie sind, und fordern
mehr Ehrlichkeit bei diesem Thema – denn wir
können aus der Vereinbarkeitsmisere wieder
herausfinden.

»Mütter und Väter, lest dieses Buch, steht auf,
und wehrt euch endlich gegen den Wahnsinn, der
euch als Normalität verkauft wird!«
Zeit Online

www.pantheon-verlag.de

ANJA FÖRSTER
PETER KREUZ

PANTHEON

MACHT
WAS IHR
LIEBT!

66 ½ Anstiftungen
das zu tun, was im
Leben wirklich zählt

ISBN 978-3-570-55265-0, 208 S., € 12,99 [D]

Die Arbeit ist ein wichtiger Teil unseres Lebens, und wir schöpfen unsere Gestaltungsmöglichkeiten dort meist gar nicht aus. Mit ihren Anstiftungen – anregende Episoden und erhellende kleine Geschichten – wollen Anja Förster und Peter Kreuz den Leser begeistern, ihn dazu einladen, sich selbst auf die Suche zu begeben nach dem, was wirklich zählt. Sie wollen Arbeit nicht als Bürde verstanden wissen, sondern als Gelegenheit, Eigeninitiative zu zeigen, Dinge anzupacken und die eigenen Chancen auszuschöpfen.

»Das Buch [...] ist wie eine frische Dusche und animiert dazu, Dinge neu zu denken.«
myself

℗

www.pantheon-verlag.de